· 专业版 ·

中国肿瘤患者
膳食营养建议

DIETARY NUTRITION RECOMMENDATIONS
FOR CANCER PATIENTS
IN
CHINA

组织编写 中国营养学会肿瘤营养管理分会

主　编 于　康

人民卫生出版社
·北 京·

图书在版编目（CIP）数据

中国肿瘤患者膳食营养建议：专业版 / 于康主编
. 一北京：人民卫生出版社，2022.4（2024.11 重印）
ISBN 978-7-117-32791-6

I.①中… Ⅱ.①于… Ⅲ.①肿瘤 – 食物疗法 Ⅳ.
①R247.1

中国版本图书馆 CIP 数据核字（2022）第 000281 号

中国肿瘤患者膳食营养建议（专业版）
Zhongguo Zhongliu Huanzhe Shanshi Yingyang Jianyi (Zhuanye Ban)

主　　编	于　康
出版发行	人民卫生出版社（中继线 010-59780011）
地　　址	北京市朝阳区潘家园南里 19 号
邮　　编	100021
印　　刷	北京汇林印务有限公司
经　　销	新华书店
开　　本	710×1000　1/16　　印张：17
字　　数	226 千字
版　　次	2022 年 4 月第 1 版
印　　次	2024 年 11 月第 3 次印刷
标准书号	ISBN 978-7-117-32791-6
定　　价	89.00 元

E – mail　pmph @ pmph.com
购书热线　010-59787592　010-59787584　010-65264830

打击盗版举报电话：010-59787491　　E-mail：WQ @ pmph.com
质量问题联系电话：010-59787234　　E-mail：zhiliang @ pmph.com
数字融合服务电话：4001118166　　E-mail：zengzhi @ pmph.com

主　编：于　康（中国医学科学院北京协和医院）

编　委：（按姓氏汉语拼音排序）

丛明华（中国医学科学院肿瘤医院）

丁　昕（中国营养学会）

方　玉（北京大学肿瘤医院）

房爱萍（中山大学公共卫生学院）

郭增清（福建医科大学附属肿瘤医院，福建省肿瘤医院）

胡　雯（四川大学华西医院）

金晓立（浙江大学医学院附属第二医院）

李　宁（中国医学科学院北京协和医院）

李融融（中国医学科学院北京协和医院）

李世伟（中国科学技术大学附属第一医院）

李苏宜（中国科学技术大学附属第一医院）

李增宁（河北医科大学第一医院）

刘英华（解放军总医院第一医学中心）

陆金鑫（中国医科大学附属第一医院）

马怀幸（中国科学技术大学附属第一医院）

施万英（中国医科大学附属第一医院）

孙建琴（复旦大学附属华东医院）

孙　洁（华中科技大学附属同济医院）

吴　丹（中国科学技术大学附属第一医院）

许红霞（第三军医大学大坪医院）

姚　颖（华中科技大学附属同济医院）

叶文锋（中山大学肿瘤防治中心）

于凤梅（四川大学华西医院）

张丕伟（华中科技大学附属同济医院）

张片红（浙江大学医学院附属第二医院）

郑　璇（海军军医大学第一附属医院）

朱惠莲（中山大学公共卫生学院）

宗　敏（复旦大学附属华东医院）

主编助理：李融融（中国医学科学院北京协和医院）
　　　　　李　宁（中国医学科学院北京协和医院）

序言

癌症已成为严重威胁人类健康的重大疾病。据世界卫生组织国家癌症研究机构的最新统计，2020年全球新发恶性肿瘤1 929万例，死亡996万例。我国在肿瘤防治领域面临巨大挑战。近年来，我国居民肿瘤发病率呈现逐步增高趋势。2020年，我国新发肿瘤病例457万例，每天约有1万人被确诊肿瘤，总人数居全球第一位。同时，我国肿瘤患者5年相对生存率与发达国家相比还存在一定差距。针对上述情况，如何有效预防肿瘤发生，推进肿瘤早筛查、早诊断和早治疗，提高总体治疗效果，降低死亡率，改善肿瘤患者的临床结局和生活质量，降低医疗成本，是目前我们亟需解决的重大公共健康课题之一。

合理营养在肿瘤防治中扮演着重要的角色。研究发现，约90%肿瘤的发生和发展与外在因素有关。国内外很多高证据等级研究表明，合理饮食和良好生活方式能有效降低肿瘤的发生风险；合理规范的营养支持治疗能够显著降低肿瘤患者的并发症发生率和病死率，缩短住院时间，节约医疗费用，降低复发率和再入院率，提高生活质量，改善成本-效果比。

党的十九大作出"实施健康中国战略"的重大决策部署，国务院印发了《国务院关于实施健康中国行动的意见》《健康中国行动组织实施和考核方案》，国家层面成立了健康中国行动推进委员会并发布了《健康中国行动（2019—2030年）》，这三个文件组成了今后10年实施健康中国战略的"路线图"和"施工图"。作为中国营养学科学技术事业的重要社会力量，中国营养学会把健康中国行动作为当今工作的首要任务，努力为全民营养健康做出贡献。实施癌症防治行动是健康中国行动十五项专项行动中重要的一项内容，规范恶性肿瘤患者营养管理、为科学应对肿瘤保驾护航，是学会重要的职责。2019年4月，中国营养学会肿瘤营养管理分会正式成立，为肿瘤防治相关领域专家搭建起多学科协作网络和学术平台，引领肿瘤营养学术发展，提高全社会对肿瘤营养的认识，推动营养支持治疗在肿瘤领域的规范化应用。分会成立后，在多学科专家共同努力下，先后推出了《恶性肿瘤康复期患者营养管理专家共识》及其更新版，这是我国第一个针对医院外肿瘤患者的营养管理方案，收到了良好的社会反响；2020年4月，在中国营养学会的领导下，由肿瘤营养管理分会牵头组织完成了全国多中心大规模的肿瘤患者营养膳食状况调查，获得了广大肿瘤患者及其家属的热烈反响；2020年10月，中国营养学会肿瘤营养管理分会组织多学科专家编写完成了国内首部《中国肿瘤患者膳食营养白皮书（2020—2021）》，获得了营养同行、肿瘤临床医师和广大肿瘤患者的高度关注和一致好评。正是在上述系列工作的基础上，中国营养学会肿瘤营养管理分会组织全国临床营养专家和肿瘤医学专家共同编写了这部《中国肿瘤患者膳食营养建议（专业版）》，针对我国肿瘤患者的营养膳食特点，为不同部位、不同治疗方式和不同治疗阶段的肿瘤患者有针对性地提出规范化营养治疗方案。我们有理由相信，本书将受到临床营养人员、肿瘤临床医师、护理人员、社区（家庭）医生以及广大肿瘤患者及其家属的重视和欢迎。

健康中国，营养先行！合理膳食，惠及全民！让我们携起手来，为推进健康中国建设，为推进我国规范化肿瘤营养支持治疗的进步，为改善广大肿瘤患者的营养状况和临床结局而共同奋斗。

愿我们的努力，能使肿瘤患者生活得更有质量、更有尊严！

杨月欣

中国营养学会　理事长

2022年3月6日

　　近年来，肿瘤患者的营养相关问题受到广泛关注。对肿瘤患者而言，合理营养不仅是维持生命和健康的重要物质基础，更是维持适宜免疫力、抵御肿瘤侵害的重要保障。国内外高证据等级研究表明，合理规范的营养支持治疗，可使肿瘤患者预防和纠正营养不良，显著降低营养相关并发症发生率和总体死亡率，缩短住院时间，降低肿瘤复发率和患者再入院率，节省医疗花费，改善成本-效果比，提高患者生存期和生活质量。

　　然而，目前在肿瘤营养领域还面临诸多挑战，包括：

　　1. 国内大规模流行病学调查显示，我国肿瘤患者中重度营养不良现患率高达58%，但仅有30% ~ 35%的患者接受了规范的营养管理。近2/3的营养不良患者缺乏营养干预，从而导致不良的临床结局。

　　2. 肿瘤的类型繁多，治疗手段各异，患者个体差异较大，因此不同癌种、不同治疗阶段和不同治疗措施的肿瘤患者的营养需求和营养管理方式存在巨大差异，这给肿瘤患者及其家属、临床医师和临床营养师们带来了众多新的课题，而国内一直缺乏相应的专家指导意见。

　　3. 目前的肿瘤营养相关指南和共识主要侧重于住院患者，广大肿瘤患者出院后的营养管理却往往被忽视。实际上，出院后患者的人数比例更大，饮食影响因素更多，跟踪随访难度更大，与医生和营养师的接触机会更少，使得这些患者的营养相关问题更多且更重。如不能及时给予关注和指导，可能导致患者营养状况变差、肿瘤复发率和患者再入院率升高、远期结局变差和生活质量降低。而国内目前还缺乏针对出院后肿瘤患者营养管理的专家建议。

正是针对上述挑战，在中国营养学会领导下，中国营养学会肿瘤营养管理分会牵头组织全国肿瘤学和临床营养学专家，于2020年4—5月完成了国内首次针对出院后肿瘤患者的饮食和营养状况线上调查，并于2020年10月正式发布，引起广泛反响和高度关注。并在此基础上，组织编写完成了这本专著，从肿瘤营养的重要性、肿瘤患者营养状况和膳食摄入调查数据分析、肿瘤不同治疗阶段的营养支持治疗、肿瘤不同治疗方式下的营养支持治疗、不同部位肿瘤的营养支持治疗等方面为专业人员提供了基于科学证据的营养治疗方案。这是国内首个围绕肿瘤患者营养管理的较为系统、完整和详实的专家意见。我们有理由相信，本书将受到广大肿瘤医师和临床营养师及相关专业人员的高度关注和热烈欢迎。

我们要衷心感谢中国营养学会杨月欣理事长及各位领导、老师和同道给予的指导、支持和帮助。特别是杨月欣理事长，从中国营养学会肿瘤营养管理分会的成立、《恶性肿瘤康复期患者营养管理专家共识》的制定与发布，到本次中国肿瘤患者营养状况及膳食摄入全国调查、本次专家意见的编写和出版，自始至终给予我们专业指导、热情鼓励和大力支持，才使得上述工作得以顺利推进并最终圆满完成。我们要感谢所有参与本书编写的临床营养学和肿瘤学专家，他们不仅为本书提供了科学、专业的文稿，更是我们今后推动肿瘤营养临床实践和基础研究不断发展的合作者与同路人。最后，我们要感谢人民卫生出版社老师们的专业精神和辛勤工作，感谢我科李融融医师、李宁老师和部分研究生同学协助进行的编委联络、文字校对和格式修正等工作。没有大家的共同努力，本书是难以如期面世的。

肿瘤营养，任重道远，我们的努力一直在路上。愿本书能为广大肿瘤患者及其健康管理者和疾病治疗者提供必要而有效的参考信息，共同推进我国肿瘤营养管理水平的进步。

恳请广大读者朋友们提出宝贵的意见和建议，一如既往地给予我们支持和鼓励，以利于本书下一版的更新与出版。

于 康

北京协和医院临床营养科主任，主任医师，教授，博士生导师

中国营养学会常务理事兼肿瘤营养管理分会主任委员

2022年3月6日

目 录

第一章
肿瘤与营养

一、健康中国，营养先行

（一）健康中国，防大于治

健康，是国民的立身之本，是国家的立国之基。随着城镇化和老龄化进程加快，我国居民生产生活方式和疾病谱不断发生变化。肥胖症、心脑血管疾病、癌症、慢性呼吸系统疾病、糖尿病等慢性非传染性疾病导致的死亡人数占总死亡人数的88%，导致的疾病负担占疾病总负担的70%以上。

党的十九大作出实施健康中国战略的重大决策部署，国务院发布《"健康中国2030"规划纲要》，提出了健康中国建设的目标和任务，强调坚持预防为主，倡导健康文明生活方式，预防控制重大疾病；同时强调加快推动卫生健康工作理念、服务方式从"以治病为中心"转变为"以人民健康为中心"，建立健全健康教育体系，普及健康知识，建立主动健康的概念和机制，引导群众建立正确健康观，加强早期干预，形成有利于健康的生活方式、生态环境和社会环境，延长健康寿命，为全方位全周期保障人民健康、建设健康中国奠定坚实基础。纲要以"普及知识，提升素养""自主自律，健康生活""早期干预，完善服务""全民参与，共建共享"为基本原则，以"全方位干预健康影响因素""维护全生命周期健康""防控重大疾病"为主要任务，实现：到2022年，健康促进政策体系基本建立，全民健康素养水平稳步提高，健康生活方式加快推广，重大慢性病发病率上升趋势得到遏制，重点传染病、严重精神障碍、地方病、职业病得到有效防控，致残和死亡风险逐步降低，重点人群健康状况显著改善。到2030年，全民健康素养水平大幅提升，健康生活方式基本普及，居民主要健康影响因素得到有效控制，因重大慢性病导致的过早死亡率明显降低，人均健康预期寿命得到较大提高，居民主要健康指标水平进入高收入国家行列，健康公平基本实现。

癌症严重影响人民健康。对于癌症的防治，倡导积极预防癌症，推进早筛查、早诊断、早治疗，降低癌症发病率和死亡率，提高患者生存质量。到2022年和2030年，总体癌症5年生存率分别不低于43.3%和46.6%。癌症的发病原因至今仍然不明，但是研究发现，90%～95%的恶性肿瘤与外在因素有关，其中饮食占30%～35%，烟草占25%～30%，肥胖占10%～20%，酒精占4%～6%，也就是说除了先天的癌症以外，癌症是生命发展到某一个阶段，由于不良的营养、饮食及生活方式引发的相关性疾病。所以，全生命周期的健康管理和主动的健康管理变得尤为重要。

维护全生命周期健康，提倡从孕产期开始，进行宫颈癌和乳腺癌检查，引导青少年从小养成健康生活习惯，倡导成人健康工作方式，实施面向老年人普及膳食营养、体育锻炼、定期体检、健康管理、心理健康以及合理用药等知识。

自主自律，健康生活，倡导"每个人是自己健康第一责任人"的理念，激发居民热爱健康、追求健康的热情，养成符合自身和家庭特点的健康生活方式，合理膳食，科学运动，戒烟限酒，心理平衡，实现健康生活少生病。

（二）健康中国，营养先行

营养是人类维持生命、生长发育和健康的重要物质基础，国民营养事关国民素质提高和经济社会发展。为贯彻落实《"健康中国2030"规划纲要》，提高国民营养健康水平，2017年6月30日，国务院办公厅印发并实施《国民营养计划（2017—2030年）》。坚持以人民健康为中心，以普及营养健康知识、优化营养健康服务、完善营养健康制度、建设营养健康环境、发展营养健康产业为重点，立足现状，着眼长远，关注国民生命全周期、健康全过程的营养健康，将营养融入所有健康政策，不断满足人民群众营养健康需求，提高全民健康水平，为建设健康中国奠定坚实基础。

预防重于治疗，营养在其中扮演了重要的角色。纵观世界各国卫生现状，随着现代医学和科技水平不断提高，传染性疾病已不再是人类的天敌，但很多慢性病的发病率却不断提高，影响相当一部分人的生活质量。多数慢性病如心脑血管疾病、2型糖尿病、超重与肥胖、某些癌症等的发生都与膳食营养不合理和身体活动缺乏相关。

聚焦我国国情，我国粮食生产连年丰收，食品生产和加工能力得到较大幅度提高，食物消费和营养供给获得充足保障。但由于地区发展的不平衡，社会环境、文化和饮食习惯存在的巨大差异，导致我国营养过剩和营养缺乏的问题同时存在，既引发各种疾病，又对国民整体身体素质造成长远不利影响。

比如由于能量摄入过剩、动物性食物或脂肪摄入逐年增加、身体活动量明显减少等营养不平衡问题导致我国居民高血压、糖尿病、血脂异常等发病率快速上升：2010—2012年中国居民营养与健康状况监测结果显示，我国18岁以上成人高血压的发病率已经达到25.2%，糖尿病发病率已达9.7%，中国成人血脂异常总体患病率高达40.4%。但在我国一些贫困地区，仍有6%的成年人发生蛋白质-能量营养不良。对于一些特殊群体如妇女、婴幼儿和老年人，贫血和缺钙等问题也十分常见。

肿瘤更是如此，除基因遗传和环境、心理的影响外，生活方式尤其是饮食习惯是诱发癌症的一大因素。超重肥胖、饮酒过量、超量摄入加工肉、摄入过量的盐等都是高癌症风险的饮食习惯，而健康的饮食习惯如摄入适当的蔬菜、水果、膳食纤维等则可以降低某些癌症的发生率。有大量证据表明，健康的饮食模式，辅助规律的身体活动，能帮助人们在整个生命的各个阶段达到保持身体健康、减少慢性疾病发生风险的目的。

中国营养学会也在2016年推出符合我国居民营养状况和健康需求的《中国居民膳食指南》，希望教育国民通过合理营养和平衡膳食，提高身体素质，改善健康状态，预防疾病发生。对于肿瘤，尤其是恶性肿瘤这种疾病负担十分沉重的慢性病来说，预防比治疗更为重要。由于人体通过饮食直接从外界环境最经常、最大量地获取营养物质，因此通过制定营养合理的饮食，避免致癌物质的摄入，根据自身营养情况适量摄入降低肿瘤风险的营养物质，将对肿瘤的预防产生十分积极的作用。

（三）肿瘤营养，任重道远

最新的全国癌症统计数据显示，2016年，全国共新发恶性肿瘤406.4万例，发生率呈逐年上升的趋势，5年相对生存率与发达国家相比还有很大的差距。高昂的治疗费用，给社会和家庭带来了沉重的负担。如前所述，研究发现，90% ~ 95%的恶性肿瘤与外在因素有关，其中饮食占30% ~ 35%，烟草占25% ~ 30%，肥胖占10% ~ 20%，酒精占4% ~ 6%。由此可见，恶性肿瘤是一种与营养、饮食及生活方式相关的疾病。营养问题不仅是肿瘤的发病原因，也是肿瘤的临床结果。国内外很多研究表明，对患者给予合理、规范的营养支持治疗，能够明显降低并发症发生率和疾病死亡率，缩短住院时间，同时合理的营养干预可以节省患者20%左右的医疗花费。

然而，不可否认的是，营养风险和营养不良在肿瘤患者中仍然高发。调查显示，我国住院恶性肿瘤患者中，重度营养不良发生率高达58%，但是只有30% ~ 35%的患者接受到了营养管理。同时，林林总总的饮食误区也在困扰和误导人们的饮食行为。

对肿瘤患者的全周期的健康管理，要建立基于循证医学基础的、规范完整的临床路径，从营养风险筛查，到营养不良诊断，再到营养支持治疗、康复期营养管理及疗效监测等，建立全生命周期健康管理的方法、流程和标准。同时，需要社会各界携手，强化肿瘤患者的营养管理。一方面，肿瘤患者及其家属应加强配合，及时、准确地了解肿瘤患者的营养状况，是保证营养管理合理、规范的前提，这就需要患者及其家属有咨询意识，定期前往营养门诊等专业机构咨询；在抗肿瘤治疗期和康复期膳食摄入不足，且在经膳食指导仍不能满足目标需要量时，可积极接受肠内、肠外营养支持治疗；患者及其家属还应学会辨别信息真伪，不轻信网络上所谓的"营养知识"。另一方面，应从国家层面加强肿瘤患者的营养管理。《健康中国行动（2019—2030年）》中，在癌症防治行动方面对政府部门提出了9点要求，其中包括制定筛查与早诊早治指南、制定工作场所防癌抗癌指南、开展诊疗技术人员培训、在国家科技计划中进一步针对目前癌症防治攻关中亟需解决的薄弱环节加强科技创新部署等，并对落实行动的牵头及负责部门做出了明确要求。政府部门的关注和指导，将为学会和相关机构推进宣教、临床实践等工作提供动力，为相关企业发展指明方向。还有，企业应主动关注研究成果。目前，特殊医学用途配方食品存在产品研发跟不上临床需求的情况。这需要企业密切关注相关研究进度，结合最新研究成果与专家共识，加强研发，细化品类，让患者在了解自己所需后，有渠道及时获取合理营养。除研发机构外，这也需要政府部门及医院的配合。

（于康，中国医学科学院北京协和医院；丁昕，中国营养学会）

◆ 参考文献

[1] 中华人民共和国中央人民政府网 [EB/OL]. (2016-10-25) [2021-11-23]. http://www.gov.cn/zhengce/2016-10/25/content_5124174.htm.

[2] Chen W, Zheng R, Baade PD, et al. Cancer statistics in China, 2015 [J]. CA, 2016, 66(2): 115-132.

[3] 中国营养学会. 中国居民膳食指南2016 [M]. 北京：人民卫生出版社，2016: 1-35.

[4] 于康，李增宁，丛明华，等. 恶性肿瘤患者康复期营养管理专家共识 [J]. 营养学报，2017, 39(4): 321-326.

[5] Cederholm T, Barazzoni R, Austin P, et al. ESPEN guidelines on definitions and terminology of clinical nutrition [J]. Clinical Nutrition, 2017, 36(1): 49-64.

[6] Mueller C, Compher C, Ellen DM. American Society for Parenteral and Enteral Nutrition (A.S.P.E.N.) board of directors. A.S.P.E.N. clinical guidelines: Nutrition screening, assessment and intervention in adults [J]. JPEN, 2011, 35(1): 16-24.

[7] 杨剑，蒋朱明，于康. 营养不良评定（诊断）标准沿革及目前存在问题的思考 [J]. 中华外科杂志，2019, 57(5): 331-336.

[8] 中华医学会. 临床诊疗指南：肠外肠内营养学分册（2008版）[M]. 北京：人民卫生出版社，2009: 16-20.

二、合理营养对肿瘤预防的重要意义

（一）背景

随着全球人口增长及老龄化、癌症主要危险因素的变化，全球癌症发病率和死亡率正在迅速增长。根据最新的全球癌症统计报告（GLOBOCAN 2020）数据显示，2020全球新发癌症病例19 292 789例，死亡9 958 133例，世界卫生组织（WHO 2021）报告的非传染性慢性病（noncommunicable diseases, NCD）死因构成数据中，癌症占NCD死亡的28%，癌症成为位列心脑血管疾病之后人类的第二大死因。中国2016年新发癌症病例406.4万。因此，癌症是严重危害人类健康和生命的重大医学和公共卫生课题。

尽管肿瘤早期筛查不断普及，同时早发现、早诊断和早治疗，以及全球在肿瘤临床治疗领域取得了长足的进步，某些肿瘤的死亡率大大降低，甚至有的（如鼻咽癌）可以完全治愈，但是，另外一些肿瘤，如肺癌、结直肠癌和肝癌，由于起病隐匿，恶性度极高，其死亡率仍然非常高，因此癌症仍然是全球，尤其是我国最重要的疾病负担之一。因此，预防肿瘤的发生，降低肿瘤的发病率是减少肿瘤疾病负担、保障民众健康的重要举措。世界癌症研究基金会（World Cancer Research Fund, WCRF）和美国癌症研究所（American Institute for Cancer Research, AICR）发布了关于生活方式和癌症预防专业报告《膳食、营养、身体活动与癌症：全球视角》（第三版），该报告指出，大约30% ~ 40%的癌症病例可以通过合理的营养膳食与身体活动，保持健康的体重以及避免烟草等措施加以预防，而WHO也指出，四成的癌症死亡归因于不良的膳食和生活方式，仅改善膳食营养就可减少10%的癌症死亡。因此，合理营养与膳食不仅是预防癌症的基石，也是减少癌症死亡的最经济有效的措施之一。

（二）膳食营养与癌症

观察性流行病学证据提供了膳食、营养与肿瘤具有一定的关系证据。1914年，Peyton Rous观察到限制膳食可延缓小鼠肿瘤的发生与转移；20世纪30 ~ 40年代，保险公司积累的统计数据显示，肥胖与各器官系统癌症的死亡之间存在关联。因此，从20世纪30年代开始，饮食与癌症的关系的研究开始得到关注。

癌症形成的机制复杂，是遗传、环境、精神心理以及生活方式等因素共同作用的结果。合理营养是维持健康和生命的物质基础，而不合理的营养可以影响肿瘤发生的启动、促进以及进展的任一阶段，从而促进肿瘤的发生和发展。

1. 能量

当能量摄入量大于能量消耗时，过多能量以脂肪的形式贮存在体内，引起超重和肥胖。体内脂肪过多与多种癌症，如结直肠癌、胰腺癌、胆囊癌、乳腺癌和卵巢癌等的发生有密切的关系。

2. 蛋白质

蛋白质摄入过高和过低都会增加肿瘤发生的风险。蛋白质摄入不足，机体的免疫功能下降，消化道黏膜萎缩，可增加食管癌和胃癌的风险；而蛋白质摄入量过多，尤其是动物蛋白摄入过量，会增加结直肠癌、乳腺癌和胰腺癌的风险。

3. 脂肪

大量的研究证实，脂肪摄入量，尤其是饱和脂肪和动物性来源的脂肪摄入越多，多种癌症，如结直肠癌、乳腺癌、肺癌、前列腺癌等的发生风险越高。这是因为脂肪摄入高，不仅会引起肥胖，而且还会导致炎症和胰岛素抵抗，从而促进肿瘤的发生。

4. 碳水化合物

淀粉摄入高的人群，一般会伴随蛋白质的摄入量低，胃癌和食管癌发病率较高，而膳食纤维可以促进肠道蠕动，增加肠内容物，吸附、稀释致癌物质并加快其排泄，因此可以减少结直肠癌的发病风险。

5. 维生素

维生素是维持身体健康所必需的一类有机化合物，它们虽然不是构成身体组织的原料，也不是能量的来源，但在调节物质和能量代谢过程中起着极其重要的作用。维生素缺乏和过量均会导致生理功能的紊乱，增加肿瘤发生的风险。维生素预防癌症是肿瘤化学预防的重要内容，而且积累了丰富的研究证据。食物来源的具有抗氧化作用的维生素，如维生素A、类胡萝卜素、维生素E和维生素C可增强机体免疫力，清除体内自由基，减少自由基对身体正常细胞的攻击，被许多研究证明具有预防癌症发生的作用；维生素D和叶酸通过调控细胞增殖、分化以及凋亡来降低癌症发病。

6. 矿物质

矿物质是构成人体组织和维持正常生理功能所必需的营养物质。矿物质和维生素一样，人体不能合成，必须从食物中获取。充足钙摄入可预防结直肠癌；硒是谷胱甘肽过氧化物酶的重要组成部分，能清除自由基，增强免疫功能，因此对预防癌症的作用比较确定；锌缺乏导致机体免疫功能减退，过量会影响硒吸收，因此都会增加癌症的发病；铁摄入过量增加肠癌和肝癌的风险；高钠（盐）会损伤胃黏膜，导致糜烂和充血等病变，并增加其癌变风险。

7. 植物化学物

植物化学物是普遍存在于各色蔬菜和水果中的天然化学物质，包括花青素、番茄红素、有机硫化物、白藜芦醇以及植物固醇等，它们不仅赋予植物性食物特殊的色香味，而且发挥着重要的生物学作用，如抗氧化、调节免疫及稳定内环境等，明显降低癌症发生的危险性。

然而，高剂量的 β-胡萝卜素补充剂会增加肺癌的发病，高剂量的维生素E补充剂也可能增加男性前列腺癌的发病风险，长期摄入高剂量叶酸补充剂也促进结直肠癌高危人群发病。因此，通过食物获得的维生素是有效和安全的营养素来源。

（三）食物对肿瘤预防的作用

如前所述，营养物质来源于食物，食物中既存在许多抗癌的成分，也可能存在致癌成分或其前体，在癌症发生、发展中有保护作用或者致癌作用。

1. 谷薯类

全谷物含有丰富的膳食纤维，可促进肠蠕动，增加排便，起到稀释和减少肠内毒素的作用，来自国内外较多的研究证据都支持全谷物可以降低结直肠癌的风险。也有研究表明全谷物摄入有可能预防食管癌。此外，增加全谷物可控制体重，因此对降低肥胖相关的癌症可能有一定的作用。但是薯类食物对癌症的预防没有明显的保护作用，而精制谷物的摄入量则会增加某些癌症的风险。

2. 蔬菜和水果

蔬菜是食物中维生素C和胡萝卜素的重要来源，而且含有一定量的维生素、多种植物化学物和钾、钙和镁等元素，增加蔬菜摄入总量可降低食管癌以及结直肠癌的风险，而十字花科的蔬菜（如西蓝花、芥菜、花椰菜、卷心菜）含有较多的硫代葡萄糖苷，对癌症预防具有潜在作用，可以明显降低肺癌、胃癌以及乳腺癌的发病风险。

3. 动物性食物

畜禽类、鱼类和蛋类等动物性食物是人体优质蛋白质、维生素和矿物质的重要来源。

（1）畜禽类

畜肉又叫红肉，主要包括猪肉、牛肉、羊肉等，有充足的证据支持高消费量的红肉可增加结直肠癌的发生风险，一方面是因为红肉在高温烹饪时，容易形成杂环胺和多环芳烃等致癌物；另一方面红肉中丰富的血红素铁在体内可产生自由基，损伤DNA和诱导氧化应激，从而促进结直肠癌的发生；此外，红肉的脂肪和能量密度高，会导致超重和肥胖，因而增加癌症的发病风险。除了结直肠癌外，红肉也可能增加前列腺癌、胰腺癌、乳腺癌以及肝癌的发病风险。

但禽肉不同，禽肉是白肉，没有确切的研究证据表明禽肉与癌症的发病有明确的关系。

（2）鱼类

鱼类尤其是海鱼含有丰富的长链ω-3多不饱和脂肪酸，不仅调节雌激素代谢，而且具有减缓炎症和氧化应激的作用，从而抑制肿瘤细胞的生长。因此，鱼类摄入可能降低肝癌、结直肠癌、肺癌和乳腺癌的发病风险。

（3）蛋类

除了优质蛋白质、多种维生素和矿物质外，鸡蛋还提供丰富的卵磷脂、胆碱、卵黏蛋白、类胡萝卜素等对人体有益的营养成分，但是，大量摄入鸡蛋可能增加卵巢癌的发病风险，鸡蛋摄入与其他癌症的关系尚不明确。

（4）加工肉制品

肉类食品在加工过程中，一方面由于高温烧、烤，熏制过程会增加加工肉制品中杂环胺和多环芳烃等致癌物的形成，另一方面，肉制品在腌制的过程中，促进N-亚硝基化合物的内源性形成因而促进肿瘤的发生，同时，加工肉制品本身也是N-亚硝基化合物的前体物质和亚硝酸盐的来源，因此，加工肉制品不仅会明显增加结直肠癌和胃癌的风险，也与鼻咽癌、食管癌、肺癌和胰腺癌等癌症的发病有关。

4. 乳及乳制品

乳及乳制品不仅是人类优质蛋白质和钙的良好来源，同时也含有丰富的维生素B_2、维生素B_{12}、生长因子和激素。乳及乳制品，特别是低脂乳的摄入可降低乳腺癌和结直肠癌的发病。虽然牛奶及其制品在推荐摄入范围内与前列腺癌的发病风险无关，但摄入大量的乳及乳制品会增加男性前列腺癌的发病风险。酸奶可以促进幽门螺杆菌的根除，在降低胃癌发病风险中发挥重要作用。

5. 大豆与坚果

综合研究结果显示，大豆及其制品的消费可降低乳腺癌和胃癌的发病风险；适量摄入坚果可以降低女性结直肠癌的发病风险。

6. 其他食物

咖啡可降低肝癌和子宫内膜癌的风险；茶，尤其是绿茶可降低多种癌症，包括乳腺癌、结直肠癌、卵巢癌等的风险；含（果）糖饮料增加胰腺癌、结直肠癌和食管癌风险；盐腌及过咸的食物本身不致癌，但可损伤胃黏膜，从而增加胃癌风险；长期饮酒也可增加多种癌症如肝癌、食管癌、结直肠癌以及乳腺癌的风险，因此建议尽量少喝或者不喝酒精饮料。

（四）膳食模式与肿瘤预防

前面的论述侧重于单个营养素和单个食物对癌症的预防作用，但是，各个营养素、每种食物之间都有着复杂的相互作用，而人的膳食是由多种食物组合而成，因此，应该从整体的膳食模式来评价营养、食物与肿瘤预防的关系。

1. 健康膳食模式

采用不同指南或建议来建立膳食质量指数，用以描述健康膳食模式。这些膳食指数越高，表明越遵循或越符合相关的指南或建议。公认膳食质量指数包括美国癌症协会（American Cancer Society, ACS）癌症预防指南评分、健康饮食指数（healthy eating index, HEI）、修正的地中海膳食评分和WCRF/AICR评分。遵循健康的膳食模式，可以降低各种癌症的发病风险。

2. 东方膳食模式（植物性食物为主的膳食模式）

其特点是"三低一高"：低能量，低蛋白质，低脂肪，高碳水化合物。谷类、蔬果、大豆等植物性食物比例较高，富含维生素和膳食纤维，有利于预防心血管疾病和结直肠癌。

3. 西方膳食模式（动物性食物为主的膳食模式）

优质蛋白质的占有比高，该膳食能量高，含有大量的添加糖、肉类和脂肪，引起超重和肥胖，因而增加相关癌症的风险。

4. 地中海膳食模式

富含水果和蔬菜，适量的肉类和乳制品，一些鱼和少量低度酒，以及丰富的未精炼橄榄油。地中海膳食模式能有效控制体重，进而在预防相关癌症的发生中发挥作用。

5. 日本传统膳食模式

动、植物食物的消费量较平衡，以少油、少盐、高海产品摄入为特点，能量、蛋白质和脂肪的摄入基本符合营养要求，是公认的健康膳食模式之一，对结直肠癌具有一定的预防作用。

6. 素食模式

素食模式是指不包括动物性食物的膳食模式，含丰富的膳食纤维和植物化学物，可以预防全癌症的发生风险。素食预防癌症发生可能与其增加更多有益成分摄入、减少红肉及加工肉制品摄入，以及素食者普遍具有良好的生活方式有关。

（五）食物、营养、身体活动与癌症

世界癌症研究基金会（WCRF）和美国癌症研究所（AICR）发布了关于生活方式和癌症预防专业报告《膳食、营养、身体活动与癌症：全球视角》（第3版）。该报告专家小组依据全球最新的研究证据，提出以下10条预防癌症建议：

1. 保持健康体重

控制体重。按WHO标准使体重指数（body mass index, BMI）在 18.5 ~ 24.9kg/m²，或者腰围不应超过90cm（男性）/80cm（女性）。而且尽量让体重接近健康体重范围的最低值，避免成年后体重增加。

2. 积极参加运动

每天进行中等强度身体活动45 ~ 60分钟；对于5 ~ 17岁人群，则建议每日中到高强度活动累计达60分钟；减少静坐时间。

3. 多吃全谷、蔬菜、水果和豆类

每日至少从食物摄入30g膳食纤维、5种或以上非淀粉蔬菜和水果。

4. 限制快餐类食物和其他富含糖、淀粉、脂肪的食物。

5. 限制食用红肉和其他加工肉类，每周吃红肉不超过500g。

6. 限制含糖饮料

为了满足机体对水分的需求，最好饮用水、茶或不加糖的咖啡。

7. 限制饮酒，最好不喝酒。

8. 不推荐吃各类膳食补充剂

机体的营养需求应该从每日膳食中获取而非膳食补充剂，但对于备孕妇女应该补充铁和叶酸，婴幼儿、孕妇和哺乳期妇女应补充维生素D。

9. 尽可能母乳喂养

在婴儿最初6个月内给予纯母乳喂养，并持续到2岁甚至更久。

10. 癌症幸存者应该遵从上述癌症预防建议。

（朱惠莲，房爱萍，中山大学公共卫生学院）

◆ **参考文献**

[1] Bray F, Ferlay J, Soerjomataram I, et al. Global cancer statistics 2018: GLOBOCAN estimates of incidence and mortality worldwide for 36 cancers in 185 countries[J]. CA Cancer J Clin, 2018, 68(6): 394–424.

[2] GBD 2015 Risk Factors Collaborators. GBD 2015 Risk Factors Collaborators. Global, regional, and national comparative risk assessment of 79 behavioural, environmental and occupational, and metabolic risks or clusters of risks, 1990–2015: A systematic analysis for the Global Burden of Disease Study 2015[J]. Lancet, 2016, 388(10053): 1659–1724.

[3] 中国营养学会. 食物与健康——科学证据共识 [M]. 北京：人民卫生出版社，2016.

[4] 葛可佑，杨月欣. 中国营养科学全书，第2版 [M]. 北京：人民卫生出版社，2019.

[5] 孙长颢. 营养与食品卫生学，第8版 [M]. 北京：人民卫生出版社，2017.

[6] 于康，石汉平. 肿瘤患者必备营养手册 [M]. 北京：人民卫生出版社，2014.

[7] Yang G, Wang Y, Zeng Y. Rapid health transition in China, 1990–2010: Findings from the Global Burden of Disease Study 2010[J]. Lancet, 2013, 381(9882): 1987–2015.

[8] GBD 2017 Diet Collaborators. Health effects of dietary risks in 195 countries, 1990–2017: A systematic analysis for the Global Burden of Disease Study 2017[J]. Lancet, 2019, 393(10184): 1958–1972.

[9] World Health Organization. World health statistics 2021. 29–30.

三、营养支持对肿瘤治疗的重要性

（一）肿瘤患者：蛋白质-能量营养不良且伴代谢紊乱

近半个世纪来，恶性肿瘤已成为我国危及生命的常见疾病，2016年全国新发恶性肿瘤病例约392.9万例，肿瘤发病率为285.83/10万。极易发生营养不良的胃癌和食管癌，以及较易发生营养不良的肺癌、肝癌和结直肠癌是主要的肿瘤死因，营养不良发生率高达40% ~ 80%，晚期患者甚至超过80%，并直接导致约40%的患者死亡。中国抗癌协会肿瘤营养专业委员会2019年报告显示，我国肿瘤患者营养不良发生率达58%，包括食管癌、胃癌和结直肠癌在内的消化道肿瘤均位居营养不良发病率前五。

肿瘤患者发生营养不良源自肿瘤疾病本身、抗肿瘤治疗不良反应和患者的其他合并疾病。最常见类型是蛋白质-能量营养不良，并伴能量-营养素代谢紊乱。肿瘤患者机体能量消耗异常，因基础代谢率增高而消耗增加，糖异生过程增强，肿瘤组织则以有氧酵解的代谢方式利用能量，不仅产能的效率低下，在利用能量的同时就消耗了不少的能量，且造成大量乳酸的堆积，加之大量炎性因子的局部集中，进而创造出了对肿瘤细胞组织生长增殖十分有利的微环境；因大量炎性因子作祟等原因，诱发患者机体骨骼肌和内脏蛋白质的分解代谢加速，而肿瘤组织细胞内部却呈现蛋白质合成代谢过程的增强。肿瘤患者机体表现为结构蛋白更新、肝蛋白质合成增加，而骨骼肌合成减少，肌组织萎缩，内脏蛋白质减少；肿瘤患者体内脂肪储存下降，动员增加，血清游离脂肪酸（FFA）氧化供能增加，丙氨酸循环增加。患者体内分泌多种激素、炎性介质等物质而引起肿瘤恶病质，进而促糖原异生，限制合成代谢和增加分解代谢，与炎症、急性疾病或创伤等应激状态下的病理生理学改变十分相似，只是应激发生的程度相对较缓和，且持续的时间比较长。

肿瘤患者营养不良和代谢紊乱直接导致抗肿瘤治疗敏感性和耐受性均

减弱，并发症显著增加，生活质量及生存率下降，是导致肿瘤患者体内严重的生理生化改变、抗肿瘤治疗失败、生活质量恶化的根源。肿瘤患者的营养不良状态通过机体的能量营养素代谢异常变化，来干扰器官组织结构和功能、免疫状况和损伤后修复以及能量营养素代谢。例如，患者机体肌肉与内脏蛋白质的大量分解，就可导致多器官功能发生障碍，致使抗肿瘤治疗反应性和耐受性下降。显然，蛋白质－能量营养不良伴代谢紊乱可直接影响肿瘤患者的临床结局，包括化疗耐受性差、生活质量下降。

（二）抗肿瘤与营养代谢临床应同步

欧美地区权威临床营养学会，早已将临床营养学技术运用于肿瘤临床。我国的营养诊断和治疗技术近些年也在肿瘤临床领域逐步开展。研究证据显示，外源性营养物质不会改变肿瘤增殖特性，却明显改善机体营养状况和器官功能，有效提高患者抗肿瘤治疗的耐受性，甚至使部分患者重新获得接受抗肿瘤治疗的机会而延长生存期。限制营养物质供应，对机体危害明显，抑瘤作用却不大。2006年欧洲肠外与肠内营养学会（ESPEN）就强烈推荐肿瘤放疗、化疗期间为避免治疗引起体重丢失和治疗中断，使用强化饮食治疗和口服营养制剂以增加摄入能量（A级），并认为对于非濒死阶段难治愈患者，得到患者同意，提供肠内营养尽量减少体重丢失（C级）。加用营养支持治疗，较单纯实施抗肿瘤治疗提高患者生活质量方面有优势。非终末期肿瘤患者营养治疗目标应是：预防和治疗营养不良或恶病质，提高对抗肿瘤治疗的耐受性与依从性，控制抗肿瘤治疗的不良反应，改善生活质量。

营养不良是大多数种类肿瘤独立不良预后因素，联合营养代谢的抗肿瘤治疗正在得到业内的共识。与一般慢性病不同，肿瘤疾病带来的患者营养不良通常伴随明显的机体能量代谢紊乱，加之肿瘤疾病本身和抗肿瘤不良反应还导致诸多可引起能量–营养素摄入减少和（或）消耗增加的症状和体征的出现，包括纳差、早饱、恶心、呕吐、腹泻、便秘、腹痛、餐后胀满和发热、慢性疼痛、严重失眠、抑郁、焦虑等。因此，肿瘤患者的营养治疗远比其他慢性病的营养干预复杂得多，不仅需要针对肿瘤患者机体代谢紊乱进行抗肿瘤治疗、促进机体合成代谢，还要辅助患者顺利进食、减少机体额外能量的消耗，保障姑息性治疗的开展以减轻肿瘤的症状，以及针对肿瘤患者积极开展有氧运动和多种形式的心理干预治疗。

据肿瘤病理类型、分级和分期，分子遗传特征，在手术、化疗、放疗过程中，使用营养代谢治疗协助抗肿瘤治疗方案顺利实施，改善能量营养素代谢异常状态，减少并发症及不良反应，并为因营养状况不佳因素无法接受抗肿瘤治疗的患者提供了"可能生还"的机会。这样就需要一个由营养医师、肿瘤医师、临床药师和肿瘤科护师等组成的专业团队来协同完成肿瘤患者的营养治疗，而非简单的补充能量–营养素的"营养支持"治疗。需要肿瘤临床上同步应用肿瘤学和营养学技术手段，进行肿瘤学和营养学诊断，合理实施并有机结合抗肿瘤治疗和营养疗法。纠正患者能量–营养素代谢紊乱，治疗原发疾病及相关并发症。

肿瘤患者营养不良发生程度因肿瘤疾病种类和临床分期的不同而不同，6个月内体重减轻大于10%被认为是严重的蛋白质–能量营养不良。引起患者体重减轻的原因除了肿瘤本身因素和抗肿瘤治疗外，肿瘤引起的炎症反应也不可小觑。因此，肿瘤营养治疗是在准确评估患者营养状况的基础上，实施包括膳食指导、口服营养补充剂、管饲肠内营养或全肠外营养（total parenteral nutrition，TPN）的多种营养补充方法，并遵循营养支持原则，当胃肠道可以完全使用时，首选肠内营养支持途径，以保证患者机体对能量–营养素的生理需求。同时，还要改善由肿瘤和患者机体间相互作用引起的代谢紊乱，维持机体能量–营养素平衡，以及进行有氧运动，采取心理干预等措施。研究显示，与单独营养支持相比，化疗期间联合应用营养支持可以避免体重丢失和维持患者骨骼肌体积。

营养治疗可提高癌症患者的生活质量，并可延长生存期。对预期寿命超过3个月的患者，如存在营养不良或营养风险，结合临床表现即应给予营养支持，主要针对预计口服摄入能量小于其目标能量消耗的60%且多于10天者，或预计不能进食时间大于7天者，或已发生体重下降者。目的是补足实际摄入与应有摄入的差距，维持或改善营养状况，提供机体每日需要的营养物质。由于中晚期肿瘤患者体内复杂的代谢特点，而单独营养补充不能纠正其营养不足和代谢紊乱，还应联合药物实施调控代谢变化的治疗，抑制肿瘤患者的异常炎症反应。因此，据肿瘤患者临床分期和治疗策略，结合其营养状况，个体化地制订营养支持和代谢调理治疗和抗肿瘤治疗计划，方为肿瘤营养代谢的最佳策略。

（三）抗肿瘤治疗与营养代谢干预相辅相成

肿瘤营养治疗旨在提供最佳的能量和蛋白质供给及比例，保持营养状况，避免临床和手术并发症。接受不同的抗肿瘤治疗方法时，对患者能量-营养素的需求会产生不同的影响，相应的营养支持方案的制订可随之变化。临床上需切实把握营养支持的时机，在常规营养支持原则下制订并调整方案。

肿瘤患者术前营养不良是一个常见的问题，与延长住院时间、术后并发症发生率较高相关，而接受含手术在内的多种抗肿瘤治疗的患者也特别容易发生营养状况不良和代谢紊乱加剧。围手术期除本身疾病的影响外，创伤及创伤的应激性反应、术后并发症的发生亦会增加患者的营养风险。对于有营养风险的患者，围手术期应用营养支持有可能改善患者的营养状况，降低术后并发症发生率。尤其是对中度或重度营养不良的肿瘤患者，在手术前7～14天实施营养支持可能有益。术后患者若需人工营养支持，优先选用肠内营养或联合使用肠外、肠内营养。

放疗可给患者带来放射性肠炎、放射性肠瘘，表现有厌食、腹痛、腹泻、频繁的紧迫性大便失禁、里急后重、营养吸收障碍、体重减轻，甚至出血、穿孔、肠梗阻、肠瘘等不良反应。对于已有明显营养不良的患者，则应在放疗的同时进行营养支持，若放疗期间严重影响摄食且预期持续时间大于一周，而放疗又不能终止者，应予以营养支持。由于放疗后肠道功能发生障碍，视临床表现的情况需采用低脂、低渣、无乳糖等饮食，采用富含谷氨酰胺的饮食或肠外营养，同时补充益生菌以纠正肠道菌群失调。针对乙状结肠或直肠的放射性肠瘘，需采用完全肠外营养。

化疗药物常引起恶心、呕吐和口腔、食管、胃、肠等处黏膜炎以及腹泻、便秘等消化道反应，直接影响患者对食物的摄入和消化，可导致40% ～ 90%的患者发生体重丢失，进而影响患者的营养状况及其对化疗的耐受性。肿瘤内科临床约40% ～ 80%的患者存在不同程度的营养功能下降，营养支持多需辅助应用肠外营养，并选用含精氨酸、谷氨酰胺、核苷酸的制剂，以肠内营养的途径输入人体，改善胃肠道黏膜状况。使用益生菌制剂以维持胃肠道菌群平衡。使用富含膳食纤维的食物，并多饮水、多运动以增加胃肠蠕动，改善消化。

为避免营养治疗增加代谢负担，对于接近生命终点的患者不宜按营养干预准则实施，仅提供少量食物和液体以减轻饥饿和口渴症状，避免脱水引起的神志不清即可。当营养支持治疗（含家庭营养支持）利于提高肿瘤患者生存质量，且患者死于营养不良的可能性大于死于肿瘤进展时，可被纳入姑息治疗之中。

维护患者良好的营养状况，是抗肿瘤治疗顺利实施的根本保障。由于异常代谢状态多因肿瘤组织活跃生存所致，有效的抗肿瘤治疗减少肿瘤负荷，改善机体异常代谢状态，提升患者消化道功能，可明显改善患者机体蛋白质-能量营养不良以及能量-营养素代谢紊乱的状态。因此，抗肿瘤治疗与营养代谢干预相辅相成，抗肿瘤治疗是肿瘤营养代谢治疗一个十分的重要环节。

◆ **参考文献**

[1] 郑荣寿，孙可欣，张思维，等. 2015年中国恶性肿瘤流行情况分析 [J]. 中华肿瘤杂志，2019; 41(1): 19–28.

[2] Song C, Cao J, Zhang F, et al. Nutritional risk assessment by scored patient–generated subjective global assessment associated with demographic characteristics in 23,904 common malignant tumors patients[J]. Nutr Cancer, 2019, 71(1): 50–60.

[3] Guerra F, Arbini AA, Moro L. Mitochondria and cancer chemoresistance[J]. Biochim Biophys Acta, 2017, 2728(17): 30020–30028.

[4] Arends J. Metabolism in cancer patients[J]. Anticancer Res, 2010, 30(5): 1863–1868.

[5] Merinella MA. Refeeding syndrome: An important aspect of supportive oncology[J]. J Support Oncol, 2009, 7(1): 11–16.

[6] Buijs N, van Bokhorst–de van der Schueren MA, Langius JA, et al. Perioperative arginine–supplemented nutrition in malnourished patients with head and neck cancer improves long–term survival[J]. Am J Clin Nutr, 2010, 92(5): 1151–1156.

[7] Di Luzio R, Moscatiello S, Marchesini G, et al. Role of nutrition in gastrointestinal oncological patients[J]. Eur Rev Med Pharmacol Sci, 2010, 14(4): 277–284.

[8] CSCO肿瘤营养治疗专家委员会. 恶性肿瘤患者的营养治疗专家共识[J]. 临床肿瘤学杂志，2012, 17(1): 59–73.

[9] Baracos VE. Cancer associated malnutrition[J]. Eur J Clin Nutr, 2018, 72(9): 1255–1259.

[10] Huhmann MB, August DA. Review of American Society for Parenteral and Enteral Nutrition (ASPEN) clinical guidelines for nutrition support in cancer patients: Nutrition screening and assessment[J]. Nutrition in Clinical Practice, 2008, 23(2): 182–188.

[11] Baldwin C, Parsons TJ. Dietary advice and nutritional supplements in the management of illness-related malnutrition: Systematic review[J]. Clinical Nutrition, 2004, 23(6): 1267-1279.

[12] Pacelli F, Bossola M, Teodori L, et al. Parenteral nutrition does not stimulate tumor proliferation in malnourished gastric cancer patients[J]. JPEN, 2007, 31(6): 451-455.

[13] Fan BG. Parenteral nutrition prolongs the survival of patients associated with malignant gastrointestinal obstruction[J]. JPEN. 2007, 31(6): 508-510.

[14] Arends J, Bodoky G, Bozzetti F, et al. ESPEN guidelines on enteral nutrition: Non-surgical oncology[J]. Clinical Nutrition, 2006, 25(2): 245-259.

[15] Mariani L, Lo VS, Bozzetti F. Weight loss in cancer patients: A plea for a better awareness of the issue[J]. Support Care Cancer, 2012, 20(2): 301-309.

[16] 李苏宜. 肿瘤营养治疗新理念[J]. 中国医学前沿杂志，2016, 8(1): 4-7.

[17] Arends J. Struggling with nutrition in patients with advanced cancer: nutrition and nourishment focusing on metabolism and supportive care[J]. Annals of Oncology, 2018, 29(2): 27-34.

[18] 李苏宜. 规范化肿瘤营养治疗示范病房标准[J]. 肿瘤代谢与营养电子杂志，2019, 6(1): 35-40.

[19] Zhang L, Lu Y, Fang Y, et al. Nutritional status and related factors of patients with advanced gastrointestinal cancer[J]. Br J Nutr, 2014, 111(7): 1239-1244.

[20] Todorov P, Cariuk P, McDevitt T, et al. Characterization of a cancer cachectic factor[J]. Nature, 1996, 379(6567): 739-742.

[21] Mohamed IM, Whiting J, Benjamin HL, et al. Impact of regular enteral

feeding via jejunostomy during neoadjuvant chemotherapy on body composition in patients with oesophageal cancer[J]. World J Gastrointest Oncol, 2019, 11(12): 1182−1192.

[22] Garla P, Waitzberg DL, Tesser A. Nutritional therapy in gastrointestinal cancers[J]. Gastroenterol Clin North Am, 2017, 9(9): 1−12.

[23] Sandrucci S, Beets G, Braga M, et al. Perioperative nutrition and enhanced recovery after surgery in gastrointestinal cancer patients. A position paper by the ESSO task force in collaboration with the ERAS society[J]. European Journal of Surgical Oncology, 2018, 44(5): 509−514.

[24] Braga M, Ljungqvist O, Soeters P, et al. ESPEN Guide−lines on parenteral nutrition: Surgery[J]. Clin Nutr, 2009, 28(4): 378−386.

[25] 李涛, 吕家华, 郎锦义, 等. 恶性肿瘤放射治疗患者肠内营养专家共识 [J]. 肿瘤代谢与营养电子杂志, 2017, 4(3): 272−279.

[26] Caillet P, Liuu E, Simon AR, et al. Association between cachexia, chemotherapy and outcomes in older cancer patients: A systematic review[J]. Clinical Nutrition, 2016, 12(1): 1−10.

[27] Bozzetti F. Nutritional support of the oncology patient[J]. Crit Rev Oncol Hematol, 2013, 87(2): 172−200.

四、营养管理对肿瘤康复的重要性

所谓肿瘤康复期患者，是指未处于放疗、化疗或手术治疗，且未处于住院状态下的肿瘤患者。包括肿瘤完全缓解（complete remission, CR）、部分缓解（partial remission, PR）、无变化（no change, NC）和（或）无肿块，且肿瘤标志物持续阴性1年以上的肿瘤患者。

在此期间仍有相当多的患者出现营养风险和营养不良。有研究表明，我国肿瘤患者中有约40% ~ 80%会出现营养风险和营养不良，其中相当部分处于康复期。康复期营养不良会导致患者免疫力下降、体重下降甚至引起恶病质，从而进一步导致患者伤口愈合缓慢，感染风险增加，对康复期放疗、化疗不能耐受，肿瘤复发率及患者再入院率增加，生存时间缩短。

因此，针对康复期肿瘤患者，应定期进行营养筛查以判断是否存在营养风险。对存在营养风险和营养不良的患者，应及时施予规范的营养管理，以降低营养相关并发症的发生风险，降低再入院率，降低医疗费用，提高生活质量和生存率，改善临床结局和成本-效果比。

（一）肿瘤康复期的重要性

手术或放疗、化疗等治疗手段虽然能暂时控制肿瘤或消除病灶，但并不代表肿瘤的完全康复，肿瘤患者在康复期前五年仍有很高的复发和转移风险。大量的临床观察和统计资料显示，肿瘤患者80%的复发和转移发生在根治术之后的3年左右，10%发生在治疗后5年左右。且肿瘤一旦复发或转移将产生更高的耐药性，给后期治疗带来更大挑战。然而大部分肿瘤患者对康复期仍然不够重视。有统计表明，高达85%的肿瘤患者死于康复期，其中仅有37%的患者坚持进行康复期治疗（但不够规范），7%的患者进行了饮食康复治疗。因此，康复期绝不是万事皆休的阶段，而是继续与癌魔斗争的关键时期。肿瘤患者在康复期间应该积极调整心态，坚持康复期治疗，加强营养管理并适当锻炼，以保证安全、平稳地度过康复期前五年和之后的更长时间。

（二）肿瘤康复期常见营养不良相关问题

免疫力下降：免疫力是机体识别和排除"异己"的能力。机体免疫力下降时免疫系统无法正常消灭外来入侵的病毒、细菌，无法正常识别和处理体内突变细胞和病毒感染细胞，从而容易诱发感染和癌症。免疫系统在应激时需要合成多种免疫性蛋白质和其他免疫产物才能正常发挥功能，这一过程需要消耗大量能量，肿瘤康复期患者营养不良时无法满足免疫系统的能量供应从而使其免疫力大大降低，增加了肿瘤复发转移、发生感染性并发症的风险。研究显示，将近20%的癌症患者死于各类感染，改善患者营养健康状况、提高患者的免疫力对肿瘤康复十分重要。

肌肉减少：康复期肿瘤患者由于前期肿瘤自身的恶性消耗，患病后活动、营养不足和食欲不振等，会发生继发性肌少症，从而导致患者的肌肉力量及身体活动能力下降，造成衰弱，易跌倒骨折，严重影响患者的生活质量。

体重丢失：对于肿瘤患者来说，"体重就是生命"。如果患者出现6个月内体重非主观（如节食，减肥，运动）减少 > 3%即可诊断为体重丢失，康复期患者体重丢失是肿瘤复发、转移的重要提示及恶病质的重要象征及组成部分。由于手术、放疗、化疗等创伤性治疗手段往往会严重损害患者的身体功能，产生食欲下降、恶心、呕吐等消化道不良反应，使康复期患者对于营养物质的消化、吸收不良，诱发体重丢失的风险。尤其是消化道肿瘤患者术后较长时间内不能进食，发生体重丢失的概率更高。研究表明，根据肿瘤患者的体重丢失率及体重指数（BMI）可以准确预测患者的生存时间（表1-4-1），体重丢失率 > 2.4%时即可提示生存时间显著缩短。

表1-4-1 肿瘤患者体重丢失、BMI分级、平均生存时间预测

分级	体重丢失率	BMI / (kg · m²)	平均生存时间 / 月
0级	± 2.4%	≥ 28.0	14.6
1级	2.5% ~ 5.9%	25.0 ~ 27.9	10.8
2级	6.0% ~ 10.9%	22.0 ~ 24.9	7.6
3级	11.0% ~ 14.9%	20.0 ~ 21.9	4.3
4级	≥ 15.0%	< 20.0	3.4

恶病质：当肿瘤患者骨骼肌肉量进行性下降并严重到一定程度时将导致恶病质，其临床表现为患者极度消瘦、皮包骨头、贫血、无力、完全卧床、全身衰竭等综合征，还会伴有炎症。康复期营养不良或伴有其他基础疾病的患者会有发生继发性恶病质的风险。恶病质不能通过常规的营养治疗逆转，患者一旦发生恶病质将预示着极差的预后，进展到恶病质难治期的患者预测生存期不超过3个月。

（三）当前肿瘤营养管理模式

目前国内还没有一种被广泛接受并严格执行的肿瘤营养管理模式，当前应用较为广泛的肿瘤营养管理是"HCH"营养管理模式，其营养管理单位包括医院（hospital）、社区（community）、家庭（home），并且不同单位的营养管理有不同的管理对象、范畴、内容和作用。由于康复期患者大多数已经脱离住院状态，社区（医院）承担的更多是复诊、续方、取药的功能，因此家庭才是营养管理的主要场所和最重要的实施单位。同时在营养管理中，首先选择营养教育，依次向上晋级选择口服营养补充、全肠内营养、部分肠外营养及全肠外营养。

（四）营养管理对肿瘤康复的积极影响

对康复期患者进行合理的营养管理和营养支持可以从多个方面帮助患

者改善生活质量，降低肿瘤复发和转移风险、感染风险和发生营养相关疾病的风险，延长患者生存时间，改善预后。

1. 减轻炎症反应

炎症反应是具有血管系统的活体组织对损伤因子所产生的防御反应。一般情况下，炎症反应可以清除致病因子，稀释毒素，吞噬坏死组织，从而有利于组织的再生和修复。但是研究表明，炎症反应微环境会增加细胞的突变频率和已突变细胞的增殖能力，诱发肿瘤细胞的产生，甚至会导致休眠癌细胞的活化，促进癌细胞的转移。肿瘤康复期患者由于经历了手术、放疗、化疗等损伤性治疗，体内或多或少会出现不同程度的炎症反应，谷氨酰胺类、精氨酸、ω-3脂肪酸等一些具有免疫调节作用的营养物质能减轻这一炎症反应。因此通过对康复期患者的营养管理，针对性地补充相应的免疫营养物质有助于减轻肿瘤患者的炎症反应，改善患者预后。

2. 提高免疫力

大量研究表明，通过对肿瘤患者进行营养风险和营养不良筛查，针对不同肿瘤康复期患者的具体情况和身体需求，采取针对性的营养管理措施，可以达到高效营养补充，增强患者免疫力，从而改善患者生活质量及预后。

3. 减少肥胖风险

肥胖是恶性肿瘤复发的独立危险因素，肥胖及低质量饮食可以降低肿瘤患者的生存率。以乳腺癌为例，乳腺癌患者中普遍存在肥胖问题，如果在康复期患者不进行正确的营养管理，过多地摄入高能量食物（如富含红肉、加工肉和甜品的低质量西式饮食），将会引起营养过剩进而加重肥胖，而高质量饮食模式（富含水果、蔬菜、全麦、少量红肉和加工肉类）则可以降低乳腺癌患者的死亡率。

4. 改善肌肉减少及体重丢失

增加蛋白质摄入可增强患者肌肉蛋白质合成代谢，增加患者肌肉量，减少体重丢失。口服营养补充（ONS）可以增强患者体质，对康复期患者施以合理的营养管理和饮食指导可以改善患者的营养状况，减少体重丢失量，改善预后。

5. 延缓恶病质进展

恶病质的发生机制主要是由患者厌食及体内物质代谢改变引起，单纯的营养支持等管理手段并不能逆转恶病质，但通过增加营养摄入可以在一定程度上延缓这一进程，改善患者生活质量。

（于康，李融融，李宁，中国医学科学院北京协和医院）

◆ 参考文献

[1] 于康，李增宁，丛明华，等.恶性肿瘤患者康复期营养管理专家共识[J].营养学报，2017, 39(4): 321-326.

[2] Cederholm T, Barazzoni R, Austin P, et al. ESPEN guidelines on definitions and terminology of clinical nutrition [J]. Clinical Nutrition, 2017, 36(1): 49-64.

[3] Stephan C, Bischoff, Austin P, et al. ESPEN guideline on home enteral nutrition [J]. Clinical Nutrition, 2020, 39(1): 5-22.

[4] 杨剑，蒋朱明，于康.营养不良评定（诊断）标准沿革及目前存在问题的思考[J].中华外科杂志，2019, 57(5): 331-336.

[5] Arends J, Bachmann P, Baracos V, et al. ESPEN guidelines on nutrition in cancer patients [J]. Clinical Nutrition, 2017, 36(1): 11-48.

[6] Islami F, Chen W, Yu XQ, et al. Cancer deaths and cases attributable to lifestyle factors and infections in China, 2013[J]. Annals of Oncology, 2017, 28(10): 2567-2574.

第二章
肿瘤患者营养状况及膳食摄入调查

近年来，从医生到患者群体，都对肿瘤营养支持给予了更多关注。

2020年4月至5月期间，在中国营养学会领导下，中国营养学会肿瘤营养管理分会通过在线问卷，发起了《中国肿瘤营养膳食问卷》的调研，获得了广大癌症病友及家属的热烈响应。

问卷发放期间，经逐一严格审核，共回收有效问卷6 685份。经周密统计分析形成《中国肿瘤营养膳食调查报告2020》，现将部分数据反馈，以便广大病友、家属和医生朋友了解中国肿瘤患者的营养膳食现状与需求。

一、调查相关资料

（一）调研时间（网上数据采集时间）：2020年4月至5月。

（二）问卷发布平台：包括但不限于中国营养学会肿瘤营养管理分会公众号，研究者公众号，"与癌共舞"论坛公众号、APP及网站，"营养一线治疗"公众号。

（三）参与人数：获知情同意，自愿参与者31 100人。经人工审核后，筛选有效问卷6 685份。

（问卷排除原因为：① 答题时间过短，不符合有效答卷要求，占比60%；② 身高、体重、年龄等基本信息填写有误，不符合常识逻辑，占比20%；③ 出现医保、癌种等常识错误，占比10%；④ 出现疾病状况逻辑错误，占比10%）

二、人口学数据

1. 性别分布（有效人数 6 685）（图 2-2-1）

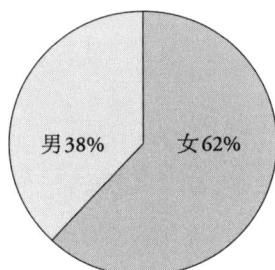

图 2-2-1 调查对象性别分布

2. 年龄分布（有效人数 6 685）（图 2-2-2）

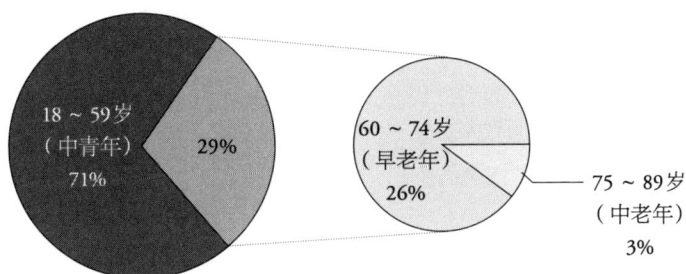

图 2-2-2 调查对象年龄分布

● 参与本次调研的患者以中青年患者为主。

3. 受教育程度（有效人数 6 685）（图 2-2-3）

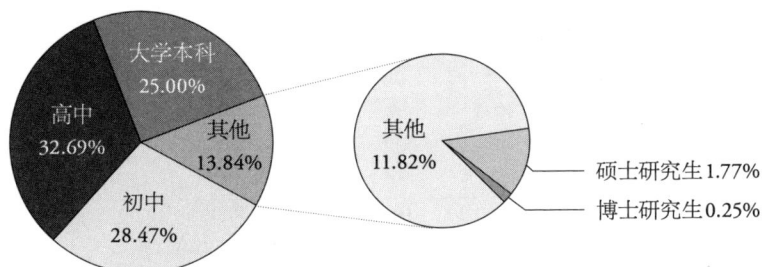

图 2-2-3 调查对象受教育程度分布

● 参与本次调研的患者大部分具有高中及以上学历。

4. 地区分布（图2-2-4）

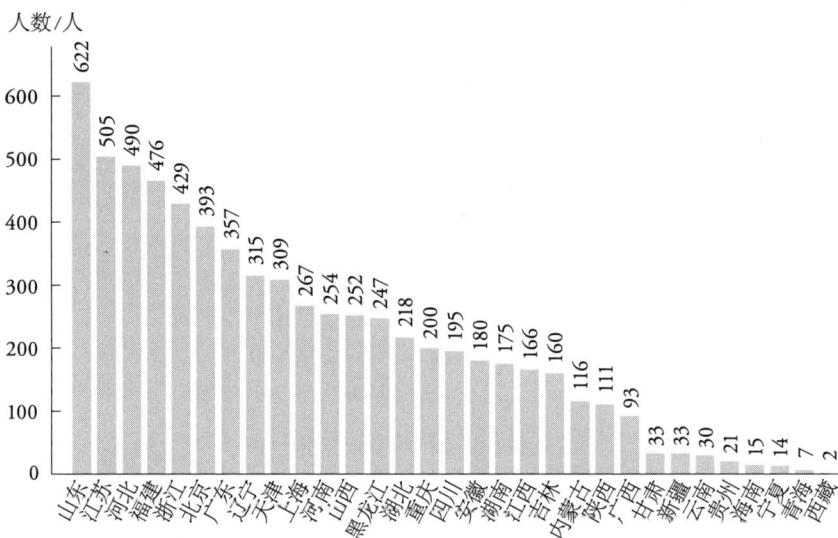

图2-2-4 调查对象地区分布

5. 医疗保险类别（图2-2-5）

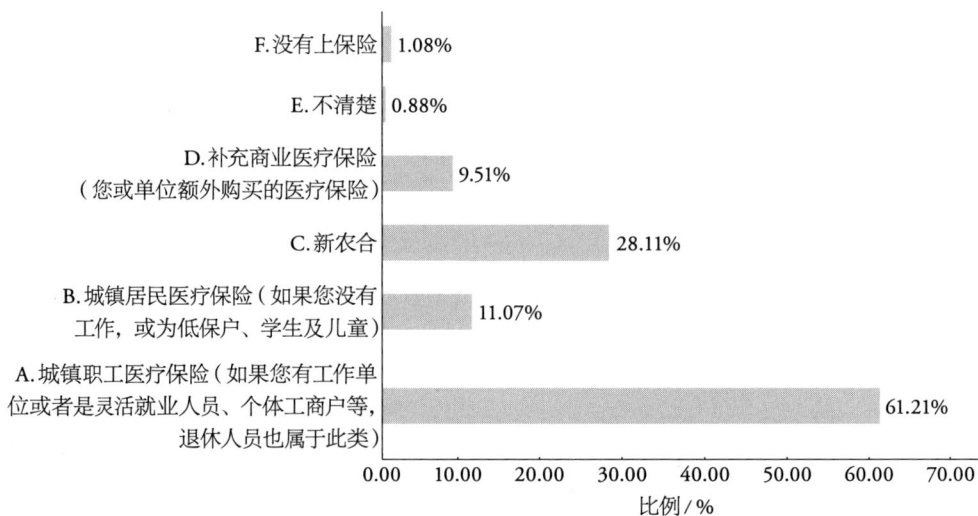

图2-2-5 调查对象的医疗保险类型及比例

三、疾病相关资料

1. 肿瘤分类：不同类型肿瘤病例数【均为首发肿瘤】

（1）【消化道肿瘤】（图2-3-1）

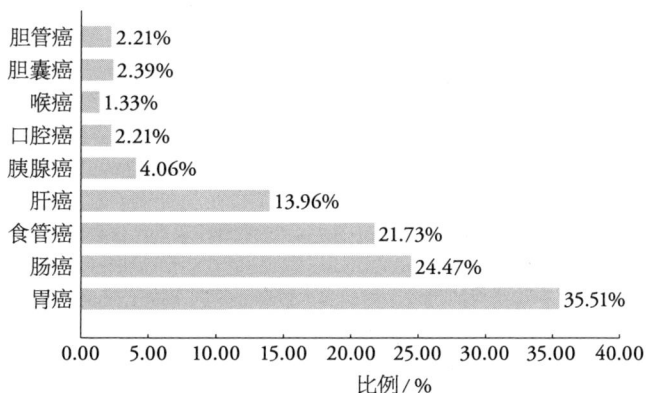

胆管癌 2.21%
胆囊癌 2.39%
喉癌 1.33%
口腔癌 2.21%
胰腺癌 4.06%
肝癌 13.96%
食管癌 21.73%
肠癌 24.47%
胃癌 35.51%

比例/%

图2-3-1 消化道肿瘤不同类型肿瘤及比例

（2）【非消化道肿瘤】（图2-3-2）

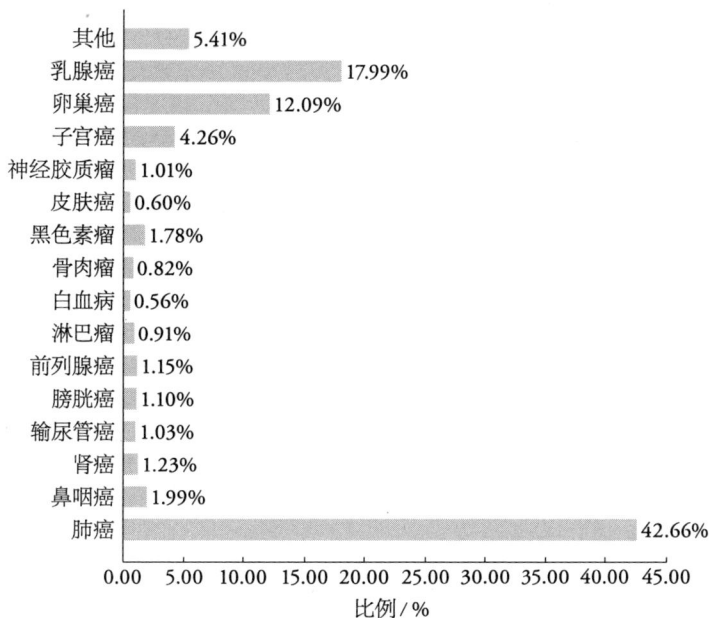

其他 5.41%
乳腺癌 17.99%
卵巢癌 12.09%
子宫癌 4.26%
神经胶质瘤 1.01%
皮肤癌 0.60%
黑色素瘤 1.78%
骨肉瘤 0.82%
白血病 0.56%
淋巴瘤 0.91%
前列腺癌 1.15%
膀胱癌 1.10%
输尿管癌 1.03%
肾癌 1.23%
鼻咽癌 1.99%
肺癌 42.66%

比例/%

图2-3-2 非消化道肿瘤不同类型肿瘤及比例

2. 肿瘤分期（图2-3-3）

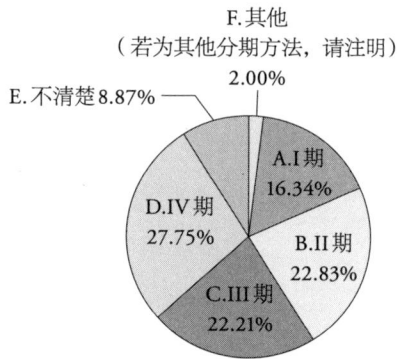

图2-3-3 调查对象中不同肿瘤分期及比例

● 参与本次调研的患者大部分为中晚期（Ⅲ及Ⅳ期）癌症患者。

3. 治疗方式（图2-3-4）

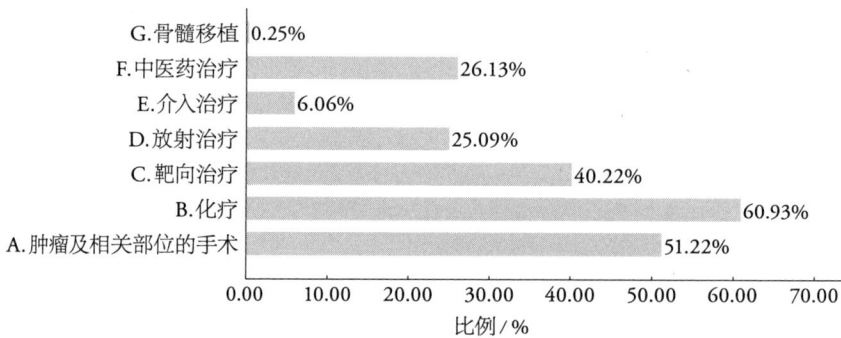

图2-3-4 调查对象中不同肿瘤治疗方式及比例

4. 营养状况

（1）是否曾因手术发生进食困难而导致进食减少，且时间超过一周以上？（图2-3-5）

（2）是否曾因化疗而发生食欲减退、恶心、呕吐、消化不良或便秘、腹泻？（图2-3-6）

（3）是否曾因靶向治疗而发生食欲减退、恶心、呕吐、消化不良或便秘、腹泻？（图2-3-7）

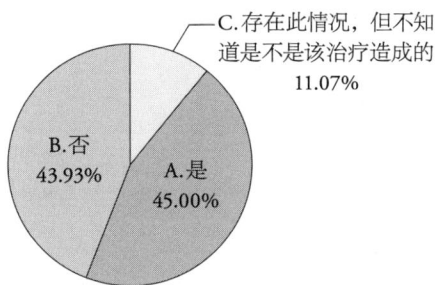

图2-3-5 调查对象中曾因手术发生进食困难而导致进食减少且时间超过一周以上的比例

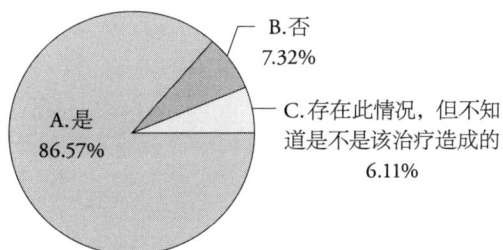

图2-3-6 调查对象中曾因化疗而发生食欲减退、恶心、呕吐、消化不良或便秘、腹泻的比例

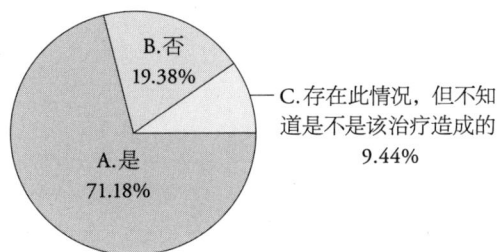

图2-3-7 调查对象中曾因靶向治疗而发生食欲减退、恶心、呕吐、消化不良或便秘、腹泻的比例

（4）是否曾因放射治疗而发生进食困难、食欲减退、恶心、呕吐、消化不良或便秘、腹泻？（图2-3-8）

（5）是否曾因介入治疗而发生进食困难、食欲减退、恶心、呕吐、消化不良或便秘、腹泻？（图2-3-9）

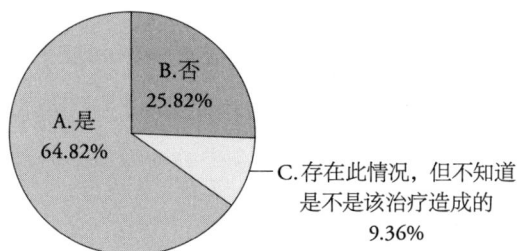

图 2-3-8 调查对象中曾因放射治疗而发生进食困难、
食欲减退、恶心、呕吐、消化不良或便秘、腹泻的比例

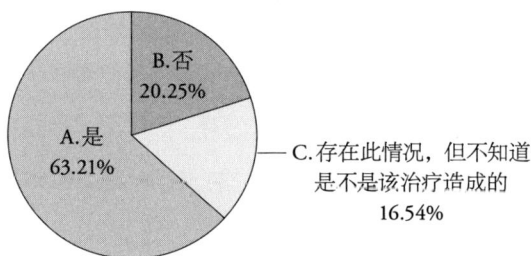

图 2-3-9 调查对象中曾因介入治疗而发生进食困难、
食欲减退、恶心、呕吐、消化不良或便秘、腹泻的比例

（6）是否曾因中医药治疗而发生进食困难、食欲减退、恶心、呕吐、
消化不良或便秘、腹泻？（图 2-3-10）

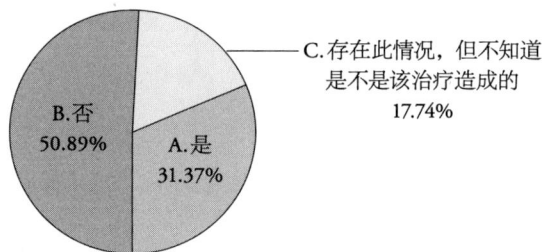

图 2-3-10 调查对象中曾因中医药治疗而发生进食困难、
食欲减退、恶心、呕吐、消化不良或便秘、腹泻的比例

（7）是否曾因骨髓移植而发生进食困难、食欲减退、恶心、呕吐、消化不良或便秘、腹泻？（图2-3-11）

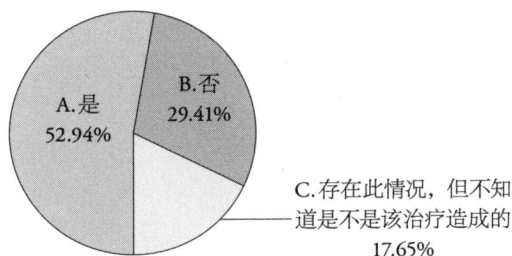

图2-3-11 调查对象中曾因骨髓移植而发生进食困难、食欲减退、恶心、呕吐、消化不良或便秘、腹泻的比例

5. 合并基础病（图2-3-12）

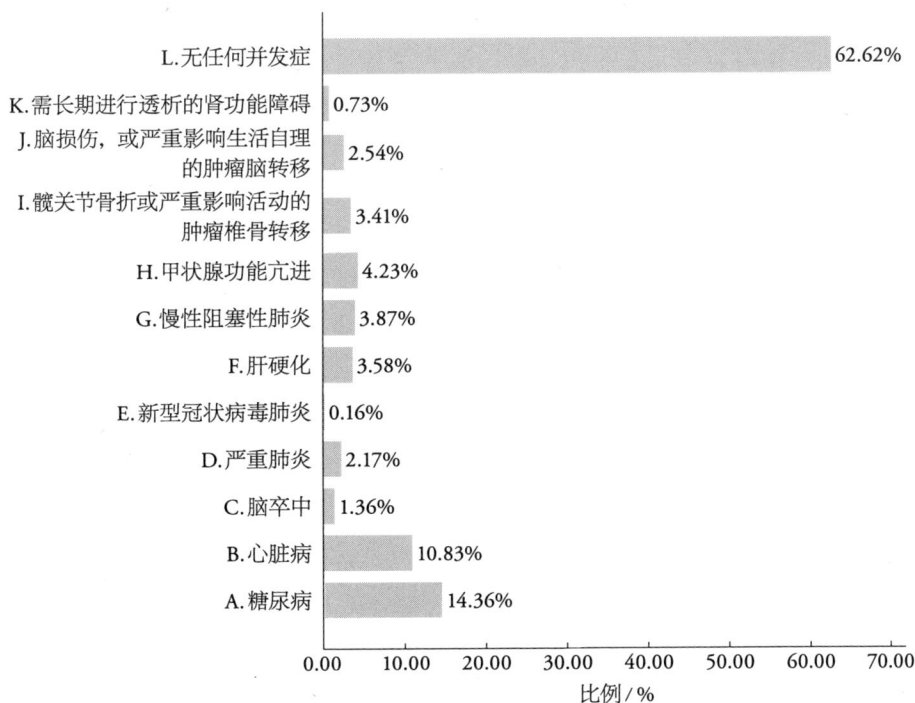

图2-3-12 调查对象中合并基础疾病的种类及比例

四、营养相关资料

1. BMI（图2-4-1）

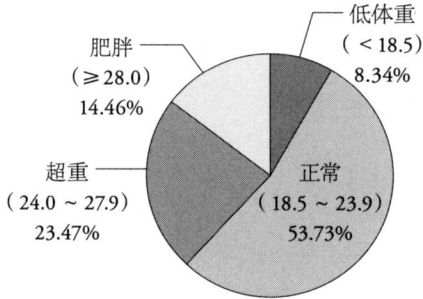

图2-4-1 调查对象中不同BMI分布

2. 最近三个月体重改变

（1）体重减轻（图2-4-2）

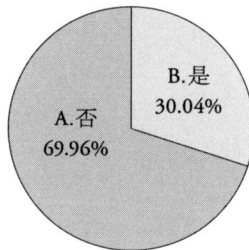

图2-4-2 调查对象中近三个月出现体重减轻的比例

（2）体重减轻程度（图2-4-3）

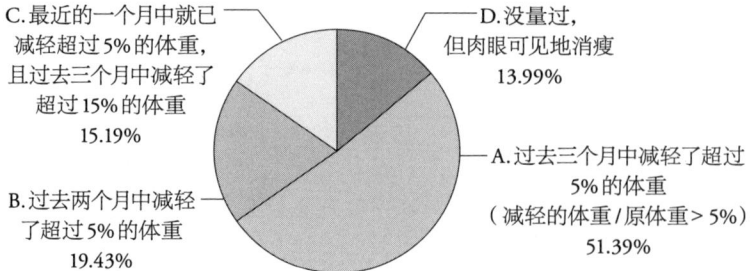

图2-4-3 调查对象中近三个月体重减轻的不同程度及比例

3. 进食情况

（1）能否自主进食（图2-4-4）

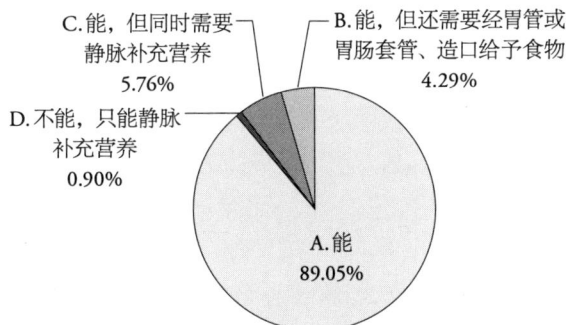

图2-4-4 调查对象中可自主进食的比例

（2）进食量减少（图2-4-5）

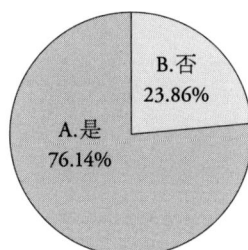

图2-4-5 调查对象中出现进食减少的比例

（3）进食量减少程度（图2-4-6）

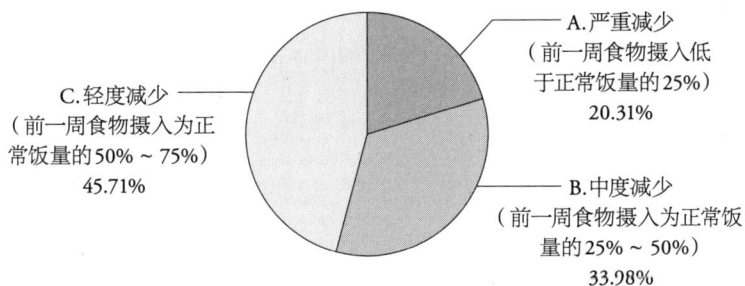

图2-4-6 调查对象进食减少的不同程度及比例

（4）影响进食主要原因（图2-4-7）

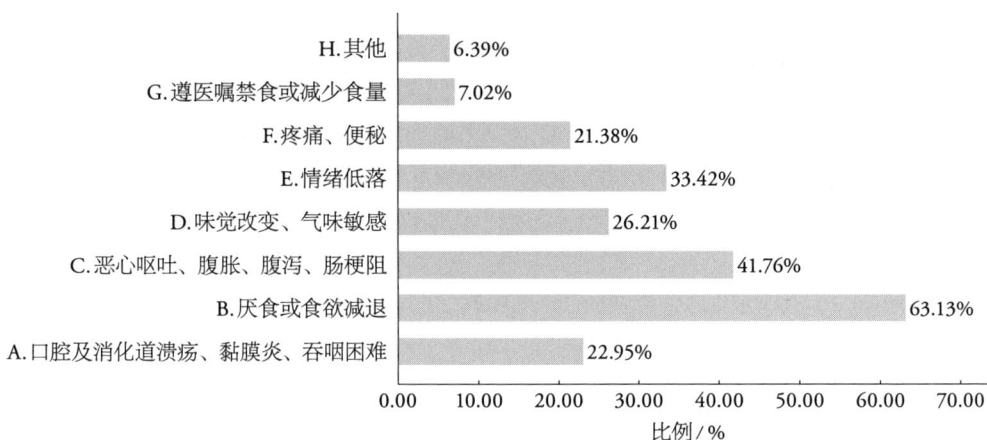

图2-4-7 调查对象中影响进食的不同原因及比例

（5）持续一周以上的消化道症状（图2-4-8）

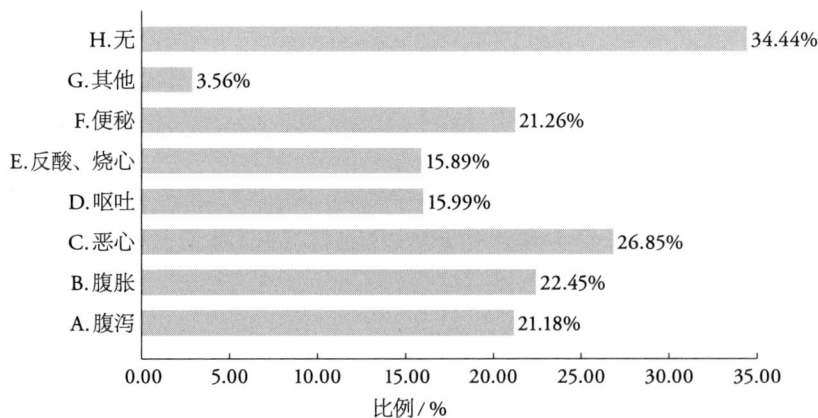

图2-4-8 调查对象中出现持续一周以上的不同消化道症状及比例

（6）最近一个月的膳食形态（图2-4-9）

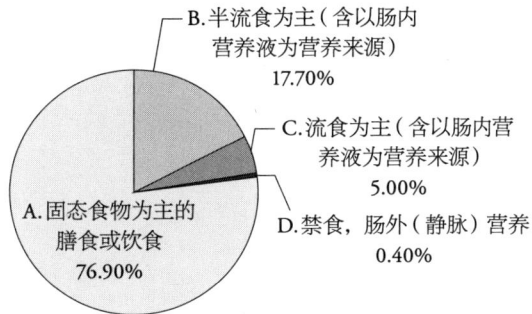

图2-4-9 调查对象中近一个月不同膳食形态分布

（7）最近一个月的每日餐次（图2-4-10）

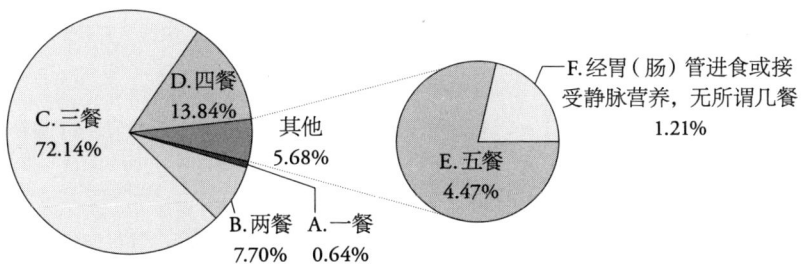

图2-4-10 调查对象中每日不同餐次分布

（8）新型冠状病毒疫情期间，膳食营养受影响程度（图2-4-11）

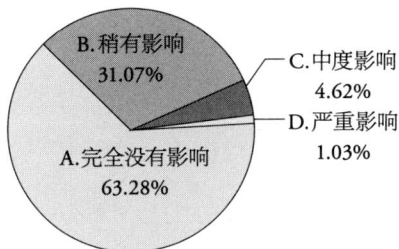

图2-4-11 调查对象中新型冠状病毒疫情期间膳食营养受到影响的不同程度及比例

（9）新型冠状病毒疫情期间，膳食营养受到影响的原因（图2-4-12）

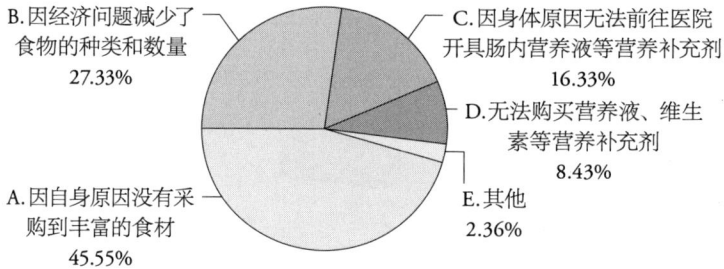

B.因经济问题减少了
食物的种类和数量
27.33%

C.因身体原因无法前往医院
开具肠内营养液等营养补充剂
16.33%

D.无法购买营养液、维生
素等营养补充剂
8.43%

E.其他
2.36%

A.因自身原因没有采
购到丰富的食材
45.55%

图2-4-12 调查对象中新型冠状病毒疫情期间膳食营养受到影响的不同原因及比例

4. 体力及活动状况（图2-4-13）

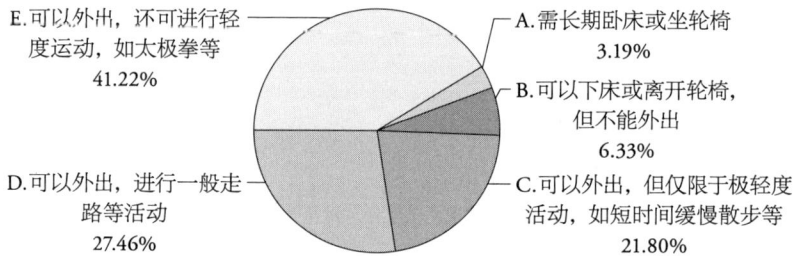

E.可以外出，还可进行轻
度运动，如太极拳等
41.22%

A.需长期卧床或坐轮椅
3.19%

B.可以下床或离开轮椅，
但不能外出
6.33%

D.可以外出，进行一般走
路等活动
27.46%

C.可以外出，但仅限于极轻度
活动，如短时间缓慢散步等
21.80%

图2-4-13 调查对象中不同体力及活动状况分布

5. 营养支持治疗情况

（1）日常饮食之外额外补充营养（图2-4-14）

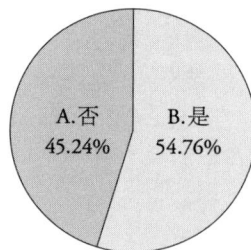

A.否
45.24%

B.是
54.76%

图2-4-14 调查对象中日常饮食之外额外补充营养的比例

（2）额外补充营养的种类（图2-4-15）

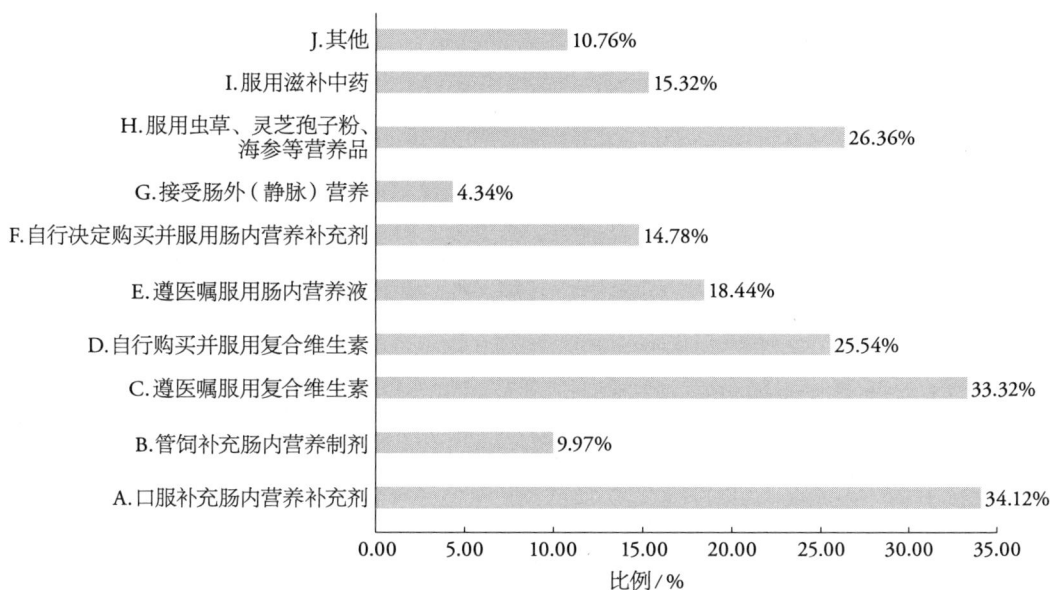

图2-4-15 调查对象中额外补充营养的不同种类及比例

● 口服肠内营养补充剂和复合维生素是肿瘤患者最主要的额外营养来源。

（3）是否遇到膳食营养相关问题和困惑（图2-4-16）

（4）是否有解决膳食营养相关问题和困惑需求（图2-4-17）

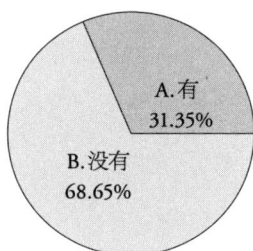

图2-4-16 调查对象中遇到膳食营养
相关问题和困惑的比例

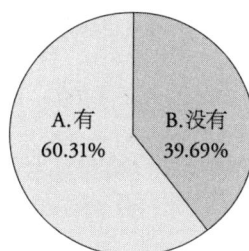

图2-4-17 调查对象中有解决膳食营
养相关问题和困惑需求的比例

（5）是否曾就肿瘤营养及膳食问题请教营养科医生（图2-4-18）

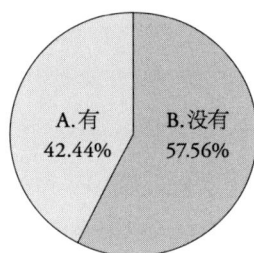

图2-4-18 调查对象中曾就肿瘤营养及膳食问题请教营养科医生的比例

（6）获得肿瘤膳食营养知识/信息/帮助的途径（图2-4-19）

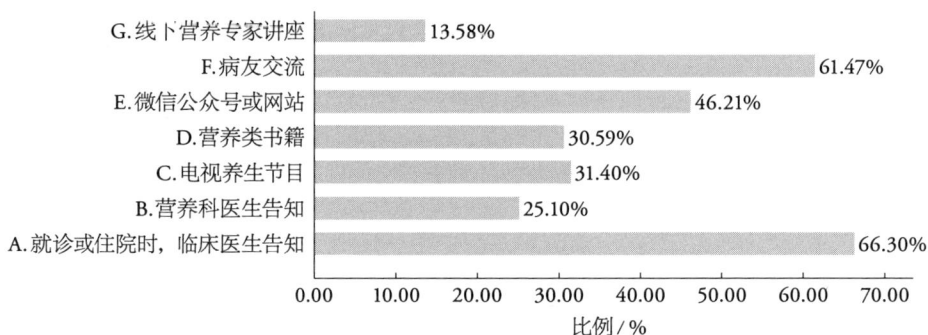

图2-4-19 调查对象中获得肿瘤膳食营养知识/信息/帮助的不同途径及比例

● 就诊或住院时医生告知、病友间交流和浏览微信公众号/
网页是肿瘤患者获得膳食营养知识、信息及帮助的三大途径。

（7）希望获得膳食营养知识的渠道（图2-4-20）

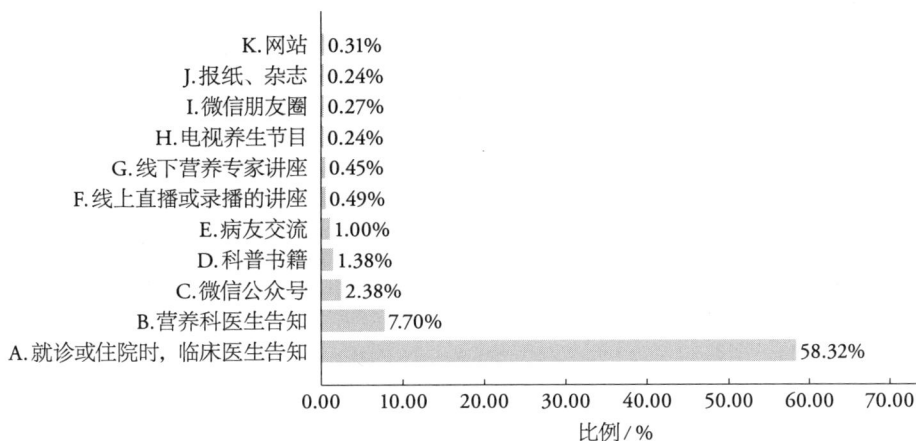

图2-4-20 调查对象中希望获得膳食营养知识的不同渠道及比例

● 患者最希望的膳食营养知识获取方式是在住院或就诊时由临床医生直接告知。

（8）有营养科或有为您提供营养咨询的专业人员的百分比（%）（有效人数6 685）（图2-4-21）

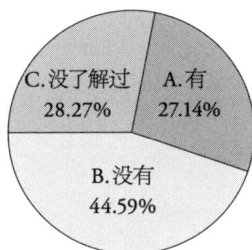

图2-4-21 调查对象中有营养科或专业人员提供营养咨询的比例

● 在现实中，大部分患者没有获得过（或不了解）医院营养科或营养专业人员的指导。

《中国肿瘤营养膳食调查报告2020》的数据，反映出中国肿瘤患者的营养膳食现状与需求，更将为临床开展肿瘤患者膳食营养工作奠定坚实基础。

第三章
不同治疗阶段的营养支持治疗

一、治疗前期：早期营养筛查与评价，积极纠正营养不良

（一）肿瘤患者的营养状况

肿瘤患者是营养不良及营养风险的高发群体。有研究表明，40%～80%的肿瘤患者存在不同程度的营养不良，约20%肿瘤患者的直接死亡原因是营养不良及其并发症，而非肿瘤本身。肿瘤患者由于肿瘤代谢、手术等治疗带来的创伤应激，对能量及蛋白质的需求量增加。但是肿瘤患者的肿瘤负荷状态，特别是消化道肿瘤，通常会引起患者消化、吸收障碍。而肿瘤治疗相关不良反应，如化疗引起的恶心、呕吐、食欲下降，放疗引起的黏膜炎导致的吞咽困难、腹泻等症状，又进一步加重了肿瘤患者的营养不良。

（二）相关概念

营养筛查（nutritional screening）是营养不良诊断的第一步，也是最基本的一步，是所有住院患者都应该进行的项目。营养风险（nutritional risk）不是指发生营养不良的风险，而是指"现存或者潜在的与营养因素相关的导致患者出现不利临床结局的风险"，包括并发症、住院时间和医疗费用等增加的风险。营养评价（nutritional assessment）是由接受过培训

的临床营养师、护师及临床医师结合病史、营养摄入史、体格检查、实验室检查、人体测量、人体组成分析等多项指标进行综合评定，为制订营养治疗方案提供依据，并对治疗方案进行评价。

（三）常见肿瘤患者营养筛查及评价工具

1. 营养风险筛查2002（Nutritional Risk Screening 2002，NRS-2002）（表3-1-1）

早期筛查能及时发现存在营养不良风险的肿瘤患者，同时采取有效措施积极干预，纠正营养不良状态，有助于提高患者生存质量。利用营养风险筛查工具可以有效评估肿瘤患者的潜在营养风险。欧洲肠外肠内营养学会（The European Society for Parenteral and Enteral Nutrition，ESPEN）和中华医学会肠外肠内营养学分会（Chinese Society for Parenteral and Enteral Nutrition, CSPEN）均推荐在住院患者中使用NRS-2002作为营养风险筛查的首选工具。NRS-2002具有简单易行、无创、无医疗耗费、花费时间少、不需要过多培训的优点。

（1）NRS-2002的适用对象

2013年《中华人民共和国卫生行业标准－临床营养风险筛查（WS/T427-2013）》规定其适用对象为年龄18～90岁、住院过夜、入院次日8时前未进行急诊手术、神志清楚、愿意接受筛查的成年住院患者。

（2）NRS-2002总评分包括疾病严重程度评分、营养状况受损评分及年龄评分三部分。

（3）NRS-2002总评分计算方法

将疾病严重程度评分、营养状况受损评分和年龄评分三项相加所得分值即为NRS-2002总评分。

（4）结果判定及处理

NRS-2002总评分≥3分，表明患者有营养风险，应进行营养支持。NRS-2002总评分＜3分，应每周重复一次营养风险筛查。

表3-1-1 NRS-2002评分内容

每项得分	0分	1分	2分	3分
疾病严重程度评分		髋骨骨折、慢性疾病急性发作或有并发症、慢性阻塞性肺病、血液透析、肝硬化、糖尿病、一般恶性肿瘤（1分）	腹部大手术、脑卒中、重度肺炎、血液恶性肿瘤（2分）	颅脑损伤、骨髓移植、急性生理和慢性健康评分（APACHE）>10分的ICU患者（3分）
营养状况受损评分	BMI≥18.5，近1~3个月内体重无下降，近一周进食量无变化（0分）	近3个月内体重丢失>5%或近一周进食量减少25%~50%（1分）	近2个月内体重丢失>5%或近一周进食量减少50%~75%（2分）	BMI<18.5，且一般情况差或近1个月内体重丢失>5%（或近3个月内体重丢失15%）或近一周进食量减少76%及以上（3分）
年龄评分	18~69岁（0分）	≥70岁（1分）		
合计得分				

参考：中华人民共和国卫生行业标准-临床营养风险筛查（WT/T）.中华人民共和国国家卫生和计划生育委员会.2013.

常用的营养风险筛查工具除NRS-2002外，还有微型营养评定简表（mininutritional assessment short form, MNA-SF）和营养不良通用筛查工具（malnutrition universal screening tool, MUST）。不同的筛查工具有不同的适用范围。

2. 微型营养评定简表（mini nutritional assessmentshort form, MNA-SF）

老年人是恶性肿瘤的高发人群，多伴有各种急、慢性疾病，生理储备功能不足，应激能力下降，营养风险或营养不良发生率高。营养风险造成老年住院患者并发症增多，感染及失能率升高，预期寿命下降。及时对老年患者进行营养筛查与评估至关重要。

MNA-SF是专门用于老年患者（≥65岁）营养筛查的方法，是由Rubenstein LZ等人在传统微型营养评定（mini nutritional assessment, MNA）基础上进行设计而来，具有较高的灵敏度及特异度。问卷内容由6个条目构成（表3-1-2），上述各项总分为14分，其信息的获取可咨询患者本人、护理人员或查询相关的医疗记录。

表3-1-2　MNA-SF

	筛查内容	分值
A	既往3个月内，是否因食欲下降、咀嚼或吞咽等消化问题导致食物摄入减少？ 0＝严重的食量减少　1＝中等程度食量减少　2＝无食量改变	
B	最近3个月内体重是否减轻？ 0＝体重减轻超过3kg　1＝不知道　2＝体重减轻1～3kg 3＝无体重下降	
C	活动情况如何？ 0＝卧床或长期坐着　1＝能离床或椅子，但不能出门　2＝能独立外出	
D	在过去3个月内是否受过心理创伤或罹患急性疾病？ 0＝是　2＝否	

筛查内容	分值
E 有无神经心理问题？	
0 = 严重痴呆或抑郁 1 = 轻度痴呆 2 = 无心理问题	
F1 BMI（kg/m²）是多少？	
0 = 小于19 1 = 19 ~ 21 2 = 21 ~ 23 3 = 大于23	
F2 小腿围CC是多少？	
0 = CC小于31cm 3 = CC大于等于31cm	
合计 筛查分值	

说明：由于老年患者的特殊性，常存在不易获得BMI的情况，如卧床或昏迷患者，可用小腿围（calf circumference，CC）代替。

MNA-SF结果判定：① 分值 ≥ 12分：无营养不良风险；② 分值8 ~ 11分，有营养不良风险，需要进一步进行营养状况评价；③ 分值 ≤ 7分，存在营养不良。

3. 营养不良通用筛查工具（malnutrition universal screening tool, MUST）

MUST是由英国肠外肠内营养协会建立的，适合不同医疗机构及不同专业人员（医生、护士、营养师、社会工作者）使用，适用于不同年龄人群营养不良及其发生风险的筛查，为方便、快速的营养筛查方法。

MUST主要用于蛋白质-能量营养不良及其发生风险的筛查，主要包括三方面的内容（表3-1-3）：① BMI；② 体重下降程度；③ 疾病所致的进食量减少。

表3-1-3 MUST评分表

	评分项目	得分
BMI	> 20kg/m²	0分
	18.5 ~ 20kg/m²	1分
	< 18.5kg/m²	2分

评分项目		得分
过去3～6个月体重下降程度	<5%	0分
	5%～10%	1分
	>10%	2分
疾病原因导致近期禁食时间	≥5天	2分

MUST总评分：根据以上三部分的评分最终得出总得分。

结果判定：MUST总评分0分为低营养风险状态，MUST总评分1分为中等营养风险状态，MUST总评分≥2分为高营养风险状态。

4. 患者主观整体评估（patient-generated subjective global assessment, PG-SGA）（表3-1-9）

PG-SGA最先由美国Ottery FD于1994年提出，是专门为肿瘤患者设计的营养状况评估方法。临床研究提示，PG-SGA是一种有效的肿瘤患者营养状况评估工具，是美国营养师协会（American Dietetic Association, ADA）推荐用于肿瘤患者营养评估的首选方法。

PG-SGA由患者自我评估部分及医务人员评估部分组成，内容包括体重、摄食情况、身体活动和身体功能、疾病与营养需求的关系、代谢方面的需要、体格检查等7个方面，前4个方面由患者自己评估，后3个方面由医务人员评估，总体评估包括定性评估及定量评估。定性评估将患者分为营养良好、可疑或中度营养不良、重度营养不良三类；定量评估将患者分为0～1分（营养良好），2～3分（可疑营养不良），4～8分（中度营养不良），≥9分（重度营养不良）四类（表3-1-4）。

表3-1-4　患者主观整体评估（PG-SGA）

1. 体重（说明见表3-1-5）

目前我的体重约为　　　　kg

目前我的身高约为　　　　cm

1个月前我的体重约为　　　　kg

6个月前我的体重约为　　　　kg

在过去的2周，我的体重

减轻（1）　没变化（0）　增加（0）

本项计分

2. 进食情况

在过去1个月里，我的进食情况与平时相比：

没变化（0）　比以往多（0）　比以往少（1）

我目前进食：

正常饮食，但比正常情况少（1）

少量固体食物（2）

只能进食流食（3）

只能口服营养制剂（3）

几乎吃不下什么（4）

只能通过管饲进食或静脉营养（0）

本项计分

3. 症状

2周来，我有以下问题，影响我的进食：

吃饭没有问题（0）　没有食欲，不想吃（3）

恶心（1）　呕吐（3）

口腔溃疡（2）　便秘（1）

腹泻（3）　口干（1）

食品味道不好（1）　食品气味不好（1）

吞咽困难（2）　早饱（1）

疼痛——（部位）（3）　疲劳（1）

其他——（如抑郁，经济，牙齿问题）（1）

本项计分

4. 活动和身体功能

在过去的1个月，我的活动

正常，无限制（0）

不像往常，但还能起床进行轻微的活动（1）

多数时候不想起床活动，但卧床或坐椅时间不超过半天（2）

几乎干不了什么，一天大多数时候都卧床或在椅子上（3）

几乎完全卧床，无法下床（3）

本项计分

第二部分医务人员评估表

5. 疾病与营养需求的关系（B评分）（表3-1-6）
    相关疾病诊断（请注明）
    原发疾病的分期 Ⅰ Ⅱ Ⅲ Ⅳ Ⅴ
    年龄（岁）
    本项计分

6. 代谢方面的需求（C评分）（表3-1-7）
    无应激 低度应激 中度应激 高度应激
    本项计分

7. 体格检查（D评分）（表3-1-8）
    本项计分

表3-1-5 体重评分

1个月内体重下降	评分	6个月内体重下降
≥10%	4	≥20%
5%～9.9%	3	10%～19.9%
3%～4.9%	2	6%～9.9%
2%～2.9%	1	2%～5.9%
0～1.9%	0	0～1.9%
2周内体重下降	1	
总分		

表3-1-6 疾病状态与营养需求的关系

疾病	评分
癌症	1
AIDS	1
呼吸或心脏病恶病质	1
存在开放性伤口、肠瘘或压疮	1

疾病	评分
创伤	1
年龄超过65岁	1
慢性肾功能不全	1
总分	

表3-1-7　代谢方面的需求（应激状态）

应激	无（0分）	轻（1分）	中（2分）	重（3分）
发热	无	37.2 ~ 38.3℃	38.3 ~ 38.8℃	> 38.8℃
发热持续时间	无	< 72小时	72小时	> 72小时
是否用激素	无	低剂量	中剂量	高剂量
皮质类固醇	无	< 10mg泼尼松或相当剂量的其他激素/日	10 ~ 30mg泼尼松或相当剂量的其他激素/日	> 30mg泼尼松或相当剂量的其他激素/日
总分				

表3-1-8　体格检查

项目		正常0	轻度1	中度2	严重3
脂肪储备	眼眶脂肪垫				
	三头肌皮褶厚度				
	下肋脂肪厚度				
	总体脂肪缺乏程度				
肌肉状况	颞部（颞肌）				
	锁骨部位（胸肌、三角肌）				
	肩部（三角肌）				
	骨间肌肉				
	肩胛部（背阔肌、斜方肌、三角肌）				
	大腿（四头肌）				
	小腿（腓肠肌）				
	总体肌肉消耗评分				

项目		正常0	轻度1	中度2	严重3
体液状况	踝部水肿				
	骶部水肿				
	腹水				
	总体水肿程度评分				
	总分				

说明：分别描述脂肪、肌肉及体液三个部分的人体组成。其中0＝无缺乏，1＝轻度缺乏，2＝中度缺乏，3＝重度缺乏。脂肪、肌肉及体液三个部分只需要选择任何一项变化最显著的部分进行测量，取最高分值计算，同项之间不累加评分。

表3-1-9　PG-SGA总体评价

类别	A级营养良好	B级可疑或中度营养不良	C级重度营养不良
体重	没有体重丢失或水潴留	a.1个月内体重丢失不超过5%（或6个月内丢失不超过10%） b.体重不稳定或不增加（如持续丢失）	a.1个月内体重丢失＞5%（或6个月内丢失＞10%） b.体重不稳定或不增加（如持续丢失）
营养摄入	没有障碍或近期明显改善	摄入减少	严重摄入减少
营养相关症状	没有或近期明显改善	有影响营养的症状存在	有影响营养的症状存在
功能	没有障碍或近期明显改善	中度功能障碍或近期功能恶化	严重功能障碍或近期功能明显恶化
体格检查	没有损害或有慢性损害但近期明显改善	有轻度到中度皮下脂肪和（或）肌肉组织丢失和（或）肌肉张力下降	有明显的营养不良症状（严重的肌肉、皮下组织丢失，水肿）

表3-1-10　PG-SGA总体评价结果

定性评价：

营养良好（SGA-A）轻度－中度营养不良（SGA-B）重度营养不良（SGA-C）

定量评价：

四项总分相加＝A＋B＋C＋D

0～1分：此时不需要干预措施，治疗期间保持常规随诊及评价。

2～3分：由营养师、护师或医生进行患者或患者家庭教育，并可根据患者存在的症状和实验室检查的结果，进行药物干预。

4～8分：由营养师进行干预，可根据症状的严重程度与医生和护师联合进行营养干预。

9分：亟需进行改善症状的治疗措施和（或）同时进行营养干预。

（胡雯，于凤梅，四川大学华西医院）

◆ 参考文献

[1] 孙可欣，郑荣寿，张思维，等. 2015年中国分地区恶性肿瘤发病和死亡分析 [J]. 中国肿瘤，2019, 28(1): 1-11.

[2] 石汉平，凌文华，李威. 肿瘤营养学 [M]. 北京：人民卫生出版社，2012: 529-556.

[3] 焦广宇，李增宁，陈伟. 临床营养学 [M]. 北京：人民卫生出版社，2017: 52-78.

[4] 石汉平，李薇，齐玉梅，等. 营养筛查与评估 [M]. 北京：人民卫生出版社，2014: 19-78.

[5] 石汉平，李薇，王昆华，等. PG-SGA肿瘤患者营养评估操作手册 [M]. 北京：人民卫生出版社，2015: 81-85.

[6] 于康，王秀荣，蒋朱明. 住院患者营养状况的评定 [M]. 临床肠外与肠内营养. 北京：科学技术出版社，2000: 174.

[7] 蒋虹，郑玲. 恶性肿瘤患者260例营养状况评价 [J]. 肿瘤学杂志，2010, 16(10): 825.

二、治疗期及治疗间期：保证营养充足，提高治疗耐受

（一）肿瘤与营养不良的关系

肿瘤患者营养不良发生率较高，其体重减轻越明显、BMI越低，患者生存期越短。肿瘤患者的营养状况会影响治疗效果和生活质量，关系着肿瘤患者的生存状况。肿瘤的发生和发展伴随着蛋白质、碳水化合物及脂肪的代谢异常，如肌肉质量的减少、胰岛素抵抗、糖耐量受损、脂肪氧化分解增加。目前的研究表明，细胞因子如白细胞介素6（IL-6）、肿瘤坏死因子α（TNF-α）等可影响正常物质代谢，加重肿瘤患者全身炎症反应，而全身炎症反应与疲劳、体力活动受损、厌食症和体重减轻有关，因此肿瘤患者易发生营养不良。

营养不良也是一种疾病，应引起足够重视。营养不良的肿瘤患者对手术、放疗、化疗等抗肿瘤综合治疗耐受性差，治疗敏感性低，治疗不良反应及并发症多，因此合理的营养补充对肿瘤患者尤为重要。营养支持不仅提供能量及营养素，还可以调节代谢过程，发挥抗肿瘤的作用。

（二）抗肿瘤治疗对机体营养代谢的影响

1. 肿瘤患者营养代谢特点

肿瘤患者的营养代谢不同于健康人群，其碳水化合物、蛋白质和脂肪的代谢异常，营养代谢较健康人群基础代谢率增加，表现为体重减轻，肌肉和脂肪组织明显消耗，机体蛋白质丢失明显，血浆总蛋白、白蛋白降低，机体处于负氮平衡状态。症状严重者会发展成为肿瘤恶病质的病理状态，表现为显著的消瘦、功能状态减弱、免疫系统受损和代谢功能障碍。肿瘤细胞是一种快速增殖的细胞，常常与正常组织及细胞争夺营养，即使在病程的终末期，一些恶性肿瘤患者出现严重营养不良，且最终出现恶病质时，肿瘤细胞非但不会减慢生长速度，反而更加肆无忌惮地掠夺人体的

营养。肿瘤在生长过程中需要大量营养（以碳水化合物为主），因此会导致患者机体长期处于高分解、高代谢的状态。

2. 抗肿瘤治疗对机体营养状况的影响

大部分肿瘤患者在入院时营养状况良好，而肿瘤治疗过程会不可避免地对机体营养状况产生影响。手术本身会导致机体营养需求增加，而术前长时间禁食、术后饮食摄入减少易导致营养状况下降。受放疗、化疗的影响，在治疗期间或结束时肿瘤患者营养不良的发生率明显增加。放疗不可避免地将放射野聚集到部分口腔、咽、腮腺等正常组织，而这些组织均与患者进食关系密切。放疗在杀伤肿瘤细胞的同时也会对这些组织产生损伤，导致出现放射性黏膜炎、吞咽困难、疼痛、口干、口腔感染等，严重影响患者进食，使患者难以摄入足够的营养和维持体重。而化疗的细胞毒性作用是其抗肿瘤的基础，但同时也干扰了正常细胞DNA的复制，影响细胞代谢，易导致营养不良。此外，化疗相关不良反应如恶心、呕吐、食欲减退、味觉改变、消化道黏膜损伤、厌食、腹泻等也会影响进食，进而增加营养不良的发生率。

3. 营养支持的必要性

俗话说"大兵未动，粮草先行"，如果将"大兵"比作机体的免疫细胞，那么"粮草"就是营养素。研究显示，对术前发生营养不良的患者，在术前给予7～14天的营养支持有利于减少术后并发症，促进伤口愈合，缩短住院时间。因此，肿瘤患者一经诊断，应定期接受临床营养专业人员的营养筛查及评估，如果存在营养风险或营养不良，应尽早接受营养治疗。

对肿瘤患者进行营养支持能防止机体营养状况的进一步恶化。对于肿瘤进展较缓慢的患者，营养支持能够使机体营养储备得到较好的恢复，以保证机体能够耐受手术、放疗或化疗等治疗措施，从而获得较好的远期治疗效果；对于机体消耗严重、肿瘤已累及多个器官的患者，营养支持起到减缓自身消耗的作用。

营养素及能量的缺乏会导致机体免疫功能下降，感染发生率增高，同时更易出现放化疗相关不良反应，而治疗的不良反应又会进一步加重营养不良，形成恶性循环，严重的营养不良会中断抗肿瘤治疗的进程。此外，营养不良会使肿瘤组织缺氧，降低其对放疗的敏感性，增加住院费用，严重影响患者的生活质量，是构成疾病进展和病死率增加的一个重要危险因素。

大量研究发现，合理、有效地提供营养支持，并不会增加肿瘤复发率或转移率、降低患者生存率，反而可明显提高肿瘤患者术后营养和免疫状况，减少术后并发症和感染的发生，提高患者救治率，降低病死率，降低药占比及医疗支出，对大部分营养不良肿瘤患者具有积极意义。

（三）肿瘤患者营养支持原则

肿瘤患者的营养支持也应遵循营养支持的一般原则，当胃肠道有功能且可以安全使用时，首选肠内营养支持途径（包括口服和管饲）。肠内营养支持的优点是符合生理需求、价廉、使用方便、直接接触胃肠道，可促进胃肠功能恢复，促进肠道黏膜增生，保护肠黏膜屏障功能，减少肠道细菌及内毒素易位。由于肿瘤患者大多伴随免疫功能下降，是腔静脉导管感染并发症的高危人群。因而，肿瘤患者的营养支持也应优先考虑肠内营养支持的方法。在正常进餐的餐间口服肠内营养补充剂，有助于手术、化疗、放疗患者的营养恢复。若经口进食不能满足机体的营养需要，可通过鼻胃/肠管、经皮内镜下胃/空肠造口等通路进行肠内营养支持；若肠内营养不能完全提供每日需求，需联合补充肠外营养；若患者存在肠内营养的禁忌证，如短肠综合征、消化道出血、放射性肠炎、肠梗阻等疾病，则给予全肠外营养。因此，应根据不同的疾病状态，选择合理的营养支持途径。

ESPEN制定的关于肿瘤患者营养治疗的指南中建议，肿瘤患者在抗肿瘤治疗期间应保证足够的能量、蛋白质及抗氧化营养素的供给，以维持足够的肌肉储备，中和体内过多的自由基，减少放化疗相关不良反应；建议治疗期的患者定期监测血浆白蛋白、前白蛋白及C反应蛋白，并根据结果适时补充蛋白质等营养素。

肿瘤组织的蛋白质合成及分解代谢都较正常组织强，但其合成代谢超过分解代谢，甚至会夺取正常组织的蛋白质分解产物，以合成肿瘤本身所需的蛋白质，使机体处于严重恶病质状态。在提供足够能量的前提下，蛋白质摄入增加可以促进肿瘤患者肌肉蛋白质合成，发挥纠正负氮平衡、修复损伤组织的作用。此外，肿瘤患者由于代谢紊乱存在糖异生，疾病本身也可导致蛋白质消耗增加，故建议肿瘤患者提高蛋白质摄入。富含优质蛋白质的食物包括鱼、家禽、瘦红肉、蛋类、奶类、坚果、大豆及其加工制品，建议尽量少食用加工肉。

抗氧化营养素含量丰富的食物包括深颜色的蔬菜及水果、全谷物等。

（四）抗肿瘤治疗期间饮食对策

密切的营养随访、营养咨询和对患者的营养教育是预防及治疗肿瘤患者营养不良的重要措施。仅仅是对食物的不同选择，以及对食物摄入量的认识，就能使患者摄入更多的能量及营养素，从而有助于改善患者营养状况。

应协助患者充分了解存在的营养问题，帮助患者制订合理的饮食计划。对厌食者，可食物多样化，少量多餐，餐间加餐，创造舒适、安静的进餐环境；恶心、呕吐者，可少食多餐，在餐前尽量不要饮水，细嚼慢咽，饭后1小时不平卧，可饭后适度散步，预防食物反流；口腔炎者，可进食少渣或冷流质，避免刺激性食物，保持口腔清洁，防止继发感染；吞咽困难者，可尝试软食或半流食、流食，若进食时出现呛咳等不适，应警惕是否发生吸入性肺炎；腹泻者，可选用少渣低纤维食物，避免油腻食物，积极纠正水电解质紊乱。

（五）抗肿瘤治疗期间运动原则

合理、适度的运动能有效提高患者的生活质量，降低各种疾病的病死率，有利于肿瘤患者的恢复。肿瘤患者在治疗前、治疗中及治疗后进行适度的运动，可减少肌肉丢失，增强体能，提高治疗耐受性。建议肿瘤患者每日进行中等强度身体活动累计至少30分钟（如快走、跳舞、打球等），避免养成看电视等久坐的习惯。体力不好的患者可以把每日30分钟的锻炼目标分解为每次10～15分钟，每日2～3次，也能达到类似的锻炼效果。体力较差或长期卧床的患者应尽量每隔1～2小时起来活动一下，翻翻身，抬抬胳膊，有助于减少肌肉萎缩。患者可视自身实际情况选择自己喜欢的、合适的运动项目，在运动或锻炼期间多次中途休息。

肿瘤患者的运动应根据病情、年龄、性别、生活习惯、周围环境和特定文化来安排。运动锻炼的原则为坚持循序渐进，避免过于剧烈的身体锻炼和户外活动。对于某些特殊临床情况，如严重贫血、血象异常、心脏病、骨关节病变等患者，应避免剧烈运动，建议运动前先咨询医生，进行较全面的检查，做到充分了解自己，并在医生指导下进行运动，以免发生不必要的运动损伤。

（胡雯，于凤梅，四川大学华西医院）

◆ 参考文献

[1] 焦广宇，李增宁，陈伟. 临床营养学 [M]. 北京：人民卫生出版社，2017: 307-349.

[2] 中国营养学会. 肿瘤患者家庭营养患者指导手册 [M]. 北京：北京大学医学出版社，2018: 28-29.

[3] 中国临床肿瘤学会指南工作委员会. 中国临床肿瘤学会（CSCO）恶性肿瘤患者营养治疗指南 [M]. 北京：人民卫生出版社，2019.

[4] CSCO 肿瘤营养治疗专家委员会. 恶性肿瘤患者的营养治疗专家共识 [J]. 临床诊疗杂志，2012, 17(1): 59-73.

[5] 曾满萍. 晚期肿瘤患者的营养支持治疗 [J]. 中国肿瘤临床与康复，2008, 15(5): 472.

[6] 周小涵，易成. 有氧运动对肿瘤微环境影响的研究进展 [J]. 肿瘤防治研究，2017, 44(8): 562-565.

[7] 李红芳. 术后早期运动护理对胃肠道肿瘤手术患者术后恢复的影响 [J]. 临床医学研究与实践，2017, 2(26): 162-163.

[8] 裘佳佳，李平. 有氧运动对提高乳腺癌康复期患者生命质量的 Meta 分析 [J]. 中华护理杂志，2017, 52(3): 300-306.

三、恢复期：监测营养状况，预防营养不良

抗肿瘤治疗结束一个月内或更长时间的恢复期患者，可能由于治疗相关不良反应及其他多种消化道症状影响患者正常进食，极易发生营养不良或者加重原有的营养不良。如果患者在出院时能得到正确的营养指导，回家后通过合理饮食、口服营养补充、对症治疗等干预手段维持或改善营养状况，将有利于增强机体免疫力，提高临床治疗效果，防止营养不良发生；在远期效果方面，可以提高患者生活质量，减少肿瘤复发、转移，从而提高生存率。

（一）恢复期肿瘤患者的营养监测

恢复期是肿瘤患者康复的关键期。此期如果营养状况良好，患者康复会比较顺利；反之，则会导致一些并发症，如伤口感染、不愈合、体重下降等，严重时可导致患者的再入院率、病死率增高等。因此，此期应密切关注患者的营养状况，监测患者的不适症状、饮食恢复情况及体重变化，防止出现营养风险或营养不良。患者的营养干预或营养治疗应在出院后继续延伸至家庭及社区。

一方面，可以通过健康宣教加强患者的自我监督，设置自我记录图表，让患者针对自己的饮食、运动、体重、腰围、握力以及与生活质量相关的指标进行记录，并注意记录有无反酸、食欲减退、上腹饱胀、恶心、呕吐、腹痛、腹泻等不适症状，以供医患之间交流和完善个体化的饮食和锻炼计划。如果患者不适症状持续时间较长，一周内饮食摄入量未恢复至平时的2/3，或一周内体重减轻1 ~ 2kg或以上，则应尽早咨询医生或临床营养师，通过适宜的营养干预维持或改善营养状况；如果患者超重或肥胖，营养干预同样可以帮助控制体重。另一方面，患者应定期到医院营养门诊复诊，进行营养筛查、评估及综合测定，其中营养筛查是为了简便

易行地早期发现存在营养问题的肿瘤患者，而营养评估是为了明确患者的营养问题及营养不良的严重程度，其内容更加详细、全面。应用不同的经过验证的营养筛查工具 [营养风险筛查 2002（NRS-2002）、患者主观整体评估（PG-SGA）等] 进行快速而简单的营养筛查，以确定是否存在营养风险或营养不良，同时复查营养相关生化指标，如血常规、血浆总蛋白、白蛋白、前白蛋白、微量元素等的水平，并应用生活质量评价量表（the MOS item short from health survey, SF-36）评估患者的生活质量，以尽早发现营养不良患者，早期干预，促进康复。

（二）恢复期肿瘤患者的合理饮食和运动

恢复期肿瘤患者由于疾病本身、疾病治疗、心情抑郁、焦虑及疼痛等因素影响，往往食欲不振、营养消耗增加，因此普遍存在营养素摄入不足的问题，从而容易发生营养不良。合理的饮食能改善患者营养状况，提高治疗效果。患者应主动与主管医生沟通，确认食物或膳食禁忌，也可请营养师帮助制订一个营养均衡的饮食计划。

1. 饮食要循序渐进，逐渐过渡

大部分抗肿瘤治疗的不良反应在恢复期逐渐消失，但部分不良反应（如食欲缺乏、腹胀、疼痛、味觉或嗅觉变化、吞咽困难）可能会持续一段时间，尤其是消化道肿瘤术后患者的消化功能恢复需要的时间更长，因此在选择食物时，首先要注意饮食逐渐过渡。对于放化疗后胃肠道损伤的肿瘤患者，一般先给予米汤、藕粉、蔬菜汁等清流食，2～3 天后可尝试浓米汤、清淡肉汤、浓蔬果汁等流食，1～2 周后可尝试半流食，如面条、面片、稠粥等；半流食同样适用于肿瘤术后恢复期患者。由于半流食含水较多，固形物较少，营养素供给量较少，为了满足营养素和能量需要，患者大多采用少食多餐的方式进食（每隔 2～3 小时进食一次，每天 6～8 次），然后根据耐受情况逐步过渡至软食。不同肿瘤患者的情况不同，年轻患者恢复得快一些，年龄大、平时身体弱的患者恢复得慢一些，但总的过渡原则是相似的，即由少至多、由稀至稠、由单种至多种，逐渐加量。饮食要易消化、少刺激、不胀气，不能暴饮暴食，但也不必过于小心，关键是掌握好原则，切忌走极端。建议适量口服营养补充制剂，以保证营养需要，预防营养不良。

2. 饮食要清淡可口，食物多样，营养均衡

恢复期肿瘤患者的日常饮食需要在主管医生或临床营养师的指导下合理安排。每日食物种类应保证在12种以上，能量来源以谷类为主；优先保证蛋白质摄入量，特别是鱼、虾、肉、蛋、奶、豆制品等富含优质蛋白质食物的摄入；同时保证摄入适量的新鲜蔬菜和水果，最好蔬菜在300g/d以上，水果在200～300g/d；可以多选用一些具有辅助抗癌作用的食物，如香菇、冬菇、胡萝卜、四季豆、猕猴桃等；少用甜点心、含糖饮料等富含精制糖的食物；少用肥肉、油炸食品等高能量密度的食物，以及火腿、香肠、腊肉、熏肉等加工类的肉食；少用黏食等不易消化的食物，以及酸菜、腌肉等含亚硝酸盐类的食物。

3. 要保持适宜的体重，适量运动

运动可以减少肌肉分解代谢，增加合成代谢，帮助患者改善体能，减少因缺乏运动而导致肌肉萎缩的风险，从肿瘤治疗中尽快恢复。在运动前，建议患者咨询包括主管医生及临床营养师在内的多学科管理团队，防止因体力不支而造成的运动损伤。大部分恢复期的肿瘤患者可以在有氧运动基础上进行个体化的抗阻运动，以保持肌力和肌肉质量；体力较差的患者，可以每天散步10～15分钟，循序渐进，对改善体能、控制体重也有帮助。

4. 出现营养相关问题时的饮食建议

（1）吞咽困难

① 尽量选择质软、细碎的食物，并以勾芡方式烹调，或与肉汁、肉

汤等同时进食；② 用食物搅拌机将食物打成泥状；③ 每天喝6 ~ 8杯流质食物，将流质食物调至适合吞咽的稠度；④ 如无法从自然食物中获得足够营养，可以补充特殊医学用途配方食品，口服或者管饲喂养。

（2）食欲不振

① 少食多餐；② 经常变换食谱，改变烹调方法，注意食物色、香、味的调配；③ 多选择维生素含量高的新鲜蔬菜和水果；④ 餐前适度活动或食用少许开胃食物（如酸梅汤、果汁、碳水化合物饮品等）；山楂、莱菔子、鸡内金、白扁豆等有一定促进食欲作用；⑤ 保持愉快的心情和轻松的就餐环境；⑥ 若感觉疲劳，应休息片刻，待体力恢复后再进食；⑦ 可选择高能量密度的特殊医学用途配方食品作为营养来源。

（3）便秘

① 多喝水或新鲜果汁，每天大于2 000ml；② 摄取高纤维食物，如蔬菜、水果、全谷类、坚果（如核桃、杏仁）、全麦面包等；③ 多用植物油；④ 禁食辣椒、葱、姜等；⑤ 适当地运动；⑥ 放松紧张的情绪，养成良好的排便习惯；⑦ 可多食用银耳汤、核桃黑芝麻糊、蜂蜜柚子茶、红薯粥、蜂蜜水等。

（4）恶心、呕吐

① 首先应该补充水分，如温的糖盐水或清淡、微凉的饮料，不宜急于大量进食；② 少食多餐，干稀分食，起床后及运动前吃一些较干的食物，如饼干、面包；③ 食用偏酸味、咸味的食物，避免太甜、太油腻的食物；④ 严重呕吐时，可经由医生处方，服用镇吐药；⑤ 可以饮用姜汁橘皮饮、鲜藕汁等缓解症状。

（5）白细胞减少

① 平衡饮食最重要；② 多选用富含蛋白质，维生素B_6、B_{12}的食物，如动物肝、肾、肉类、蛋黄、香菇等；③ 多食用有助于升白细胞的食物，如黑鱼、黄鳝、鹌鹑、牛肉、羊肉、牛骨髓、花生、奶类、蛋类等；

④ 禁食辛辣刺激性食物；⑤ 必要时服用升白细胞的药物。

（6）贫血

① 多食用动物血、畜禽肉类、大枣、核桃、枸杞、桂圆、红豆、黑芝麻、花生、小米、菠菜、油菜、豆类等食物，以保证铁、维生素B_{12}、叶酸、蛋白质等营养素的来源；② 多食用有助于铁吸收的维生素C、有机酸、动物肉类等；③ 忌用或少用抑制铁吸收的浓茶、咖啡、钙制剂、锌制剂和高磷食品。

（三）恢复期肿瘤患者的家庭营养支持

部分恢复期肿瘤患者尽管已经出院，但是由于食欲缺乏，消化、吸收功能不良等多种原因，营养不良的发生率高。此时，家庭营养支持是维持患者正常营养状况的重要措施。研究显示，肿瘤患者接受家庭营养支持可显著改善营养状况及生活质量，减少再次入院风险，延长生存期。

家庭营养支持包括口服营养补充（oral nutritional supplement，ONS）、肠内营养（enteral nutrition，EN）和肠外营养（parenteral nutrition，PN）治疗。一般的应用原则是：如果经口摄入自然食物不能满足患者60%的目标能量需求3～5天时，首先考虑口服营养补充；如果口服营养补充亦不能满足患者60%的目标能量需求3～5天时，选择管饲肠内营养或联合肠外营养支持。口服营养补充是指除了正常食物以外，补充性地经口摄入特殊医学用途配方食品或肠内营养制剂的一种营养治疗手段，其简便易行，符合生理特点。目前的一些肠内营养制剂（包括要素型和整蛋白型）和特殊医学用途配方食品（包括全营养配方食品、特定全营养配方食品、非全营养配方食品）都可以通过口服营养补充形式为患者提供普通饮食外的能量和营养素。肠内营养是通过鼻饲管或造口管经胃肠道为机体提供代谢需要的营养物质的一种方法，与肠外营养相比，肠内营养应用更为广泛，营养物质直接进入胃部可刺激胃肠道，使器官血流稳定性得以维持，保持胃黏膜完整性，预防细菌易位，增强机体免疫功能，而且更为简便安全，符合生理功能。家庭肠内营养可以通过提高肿瘤患者术后能量和蛋白质摄入的达标率，改善患者体重和BMI下降趋势，防止营养不良，提高患者对临床治疗的耐受性及生活质量，减少医疗费用，这种简便、安全、有效的营养治疗途径已成为家庭营养支持的主要方式，并被越来越多的患者接受。此外，应用肠内营养时需注意输注的浓度不能过高，速度不能过快，温度不能过低，量不能过大。对于不能肠内营养支持的患者，可在医生指导下实施肠外营养支持。

值得关注的是，家庭营养支持是一项复杂的治疗，需要多学科团队共同参与，因此需要构建由医院、社区到家庭的合作团队，共同携手促进康复。如果患者有家庭营养支持的需求，建议咨询主管医生或临床营养师。

（施万英，陆金鑫，中国医科大学附属第一医院）

四、康复期：养成良好的饮食习惯，预防肿瘤复发

肿瘤的发生发展是一个涉及多基因改变、多阶段渐进性积累的复杂过程，饮食习惯、生活方式、生活环境等因素都会影响这个过程，其中饮食因素占有重要地位。英国癌症研究会发布报告表明，英国每年确诊的癌症患者中，超过4成是由吸烟、饮酒、缺乏蔬菜水果、不运动等不良生活方式引起的。随着对肿瘤认识的深入，越来越多的研究证实，控制吸烟、饮酒、不良饮食习惯和超重等肿瘤的高危因素可以有效降低肿瘤发生和复发风险。对于出院后的康复期肿瘤患者，既要考虑肿瘤治疗及机体的代谢状况，也要充分考虑患者的基础疾病情况。《恶性肿瘤患者康复期营养管理专家共识》收集了大量循证医学证据，提出在肿瘤康复期必须重视营养管理，科学饮食，进行规范的营养治疗，避免一些饮食误区。因此，康复期肿瘤患者应定期寻求专业营养师的帮助，以改善自身营养状况，预防肿瘤复发和转移。

（一）《恶性肿瘤患者康复期营养管理专家共识》推荐意见

1. 营养筛查及评定

所有恶性肿瘤康复期患者应定期进行营养筛查，判断是否存在营养风险和营养不良。对可能存在营养风险者，应进行营养评定，对膳食状况、代谢指标、人体成分、肌肉状况、体能状况及系统性炎症的程度等进行定量评价。

2. 循证基础上的营养干预

恶性肿瘤康复期患者应定期接受有资质的营养（医）师的建议，避免或减轻营养素缺乏或不足，逐渐达到并维持合理体重，保持机体适宜瘦体组织及肌肉量。营养支持可以减少营养相关不良事件或疾病发生风险，最大程度提高生活质量。

3. 能量及营养素供给

（1）能量

参考健康人群标准及体力活动状况等，予以25 ~ 35kcal/（kg·d），再根据患者的实际能量需求进行调整。如存在摄入不足，需考虑提高膳食摄入的能量密度。

（2）碳水化合物

如患者不存在胰岛素抵抗，碳水化合物供能应占全日总能量的50% ~ 65%；如存在胰岛素抵抗，应占总能量40%或更低。在胃肠功能允许的条件下，应增加全谷物食物、蔬菜和水果摄入，限制添加糖摄入。

（3）蛋白质

肝肾功能无明显异常者应摄入充足蛋白质，达到1.0 ~ 1.5g/（kg·d），其中优质蛋白质应占蛋白质总量的50%以上。

（4）脂肪

如不存在胰岛素抵抗，膳食脂肪供能应占全日总能量的20% ~ 35%；如存在胰岛素抵抗，可在保证必需脂肪酸供应的基础上，增加中链脂肪酸供给；并减少碳水化合物的供能比，优化糖脂比例；应限制饱和脂肪摄入，增加ω–3多不饱和脂肪酸和单不饱和脂肪酸摄入。

（5）营养素补充剂

应从均衡膳食摄入必需的各类微量营养素，没有必要时不盲目使用营养素补充剂。在膳食摄入营养素不足，或经生化检查或临床表现证实存在某类营养素缺乏或不足时，可经有资质的营养（医）师评估后使用营养素补充剂。

（6）营养支持

存在营养风险的患者应及时就诊于有资质的营养（医）师，经营养咨询加强膳食营养供给，必要时加用口服营养补充或特殊医学用途配方食品。如膳食摄入没有改善营养状况，或不能满足60%目标能量需求超过1周，可依次选择肠内或肠外营养。

4. 膳食模式

恶性肿瘤完全缓解患者食物应多样化，多吃新鲜蔬果和全谷物食品，摄入充足的鱼、禽、蛋、乳和豆类，减少红肉，限制加工肉类摄入。患者如存在早饱、纳差等症状，建议少量多餐，减少餐时液体摄入，餐间补充水分。

5. 运动和心理治疗

恶性肿瘤康复期患者可在专业人士指导下选择适合自身特点的规律性身体活动，并遵循循序渐进原则。患者的心理问题应及时应用心理疗法进行干预。

（二）康复期肿瘤患者的合理饮食指导

1. 食物多样，适当增加粗杂粮的摄入

康复期肿瘤患者每日食物种类应至少保证在12种以上，荤素搭配，从而保证丰富的营养素来源。在胃肠功能允许的条件下，应粗细搭配，适量选择粗粮面食和谷类。全天主食应保证在300～400g，其中粗杂粮占三分之一以上。与精致谷物相比，全谷物（如燕麦、大麦、小麦全谷）保留了更多的膳食纤维、蛋白质、维生素和无机盐，能量密度也相对低，对控制体重、调节胃肠道、稳定血糖、增加免疫力等均有所帮助。

2. 减少高脂肪食物，增加优质蛋白质的摄入

推荐康复期肿瘤患者多选择鱼类、禽肉及蛋类，减少红肉、加工肉的摄入，增加白肉的摄入，不主张全素食。每周推荐摄入白肉2～4次，每次50～100g。鱼肉含有丰富的多不饱和脂肪酸、维生素和矿物质，特别是深海鱼的脂肪富含长链多不饱和脂肪酸，在抗炎、降低血液黏稠度、增加高密度脂蛋白胆固醇方面颇具优势，其中的二十碳五烯酸（EPA）和二十二碳六烯酸（DHA）具有调节血脂、防治动脉粥样硬化、辅助抗肿瘤

等作用。豆类蛋白质也属于优质蛋白质，应适量选择，每日可食用干豆腐30～50g或豆腐200g。对于放化疗后胃肠道损伤的患者，可制作成软烂细碎的动物性食品再食用。

3. 增加新鲜蔬菜水果的摄入

蔬菜水果不仅含有大量维生素、矿物质，同时富含植物化学物，是较好的抗氧化剂，能对抗自由基，稳定激素水平，还有助于新陈代谢和消化。高证据等级研究显示，摄入丰富的蔬菜水果可以降低恶性肿瘤患者的心血管疾病风险及全因死亡率。因此，推荐康复期肿瘤患者每天食用500g以上的蔬菜，尤其是十字花科蔬菜，如白菜类、甘蓝类、芥菜类、萝卜类，以及蘑菇、香菇等菌类。同时，推荐每日食用300g以上的水果，如苹果、梨、猕猴桃、橙子、无花果等。

4. 限制精制糖的摄入

过量摄入精制糖容易引起肥胖、动脉粥样硬化、高血压、糖尿病以及龋齿等疾病，而且葡萄糖进入肿瘤细胞后，不但会为其提供能量，而且会加速肿瘤细胞增殖，有利于肿瘤细胞的生长。所以，康复期的肿瘤患者要限制精制糖的摄入，减少含糖饮料、甜食等的摄入，以预防肿瘤复发。

5. 减少腌渍、烟熏、烘烤类食物的摄入

腌渍、烟熏、烘烤等加工方式常常会产生苯并芘、杂环胺、亚硝胺等致癌物。长期大量食用这类加工食品可能会造成健康风险。《中国居民膳食指南（2016）》中指出，摄入过多烟熏食品可增加胃癌、食管癌、乳腺癌的发病风险。咸鱼、咸蛋、腌菜等食品在腌制过程中都可能产生二甲基亚硝酸盐，在体内会转化为致癌物质二甲基亚硝酸胺。熏肉、熏鱼、熏豆腐干等食品含致癌物苯并芘。因此，建议肿瘤患者在康复期少吃或不吃这类加工食品。

6. 避免酒精的摄入

流行病学研究表明，饮酒可增加口腔癌、咽癌、喉癌、食管癌、原发性肝癌、结直肠癌、乳腺癌的危险性；如果饮酒合并吸烟，则癌症的危险性会进一步增加。长期过量饮酒还会引起脂代谢紊乱，增加心血管疾病的风险。肿瘤患者如果想要饮酒，请咨询主管医生或临床营养师。

7. 合理的烹调方式

推荐用汽蒸的方法烹调，不推荐水煮、烧烤和高温煎炒。因为水煮会破坏大量水溶性维生素，高温煎烤会产生大量有害或致癌化学物质。烹调时应多选用花生油、豆油、橄榄油、芝麻油等含不饱和脂肪酸丰富的植物油，禁用或少用猪油、黄油、棕榈油等含饱和脂肪酸丰富的动植物油。

（三）康复期肿瘤患者的适宜运动

康复期肿瘤患者应尽量保持健康的体重，并通过平衡能量摄入和体力活动来避免体重过度增加，超重或肥胖的患者应努力减重。肿瘤患者的运动应结合自身情况来选择，一般每周运动不少于5次，每次时间不少于30分钟，要注意循序渐进，控制好运动强度，一般以中等强度的有氧运动配合一定的抗阻运动为好。测定运动负荷量的方法：① 根据心率测定：一般运动时心率应控制在95 ～ 120次/分较合适。② 根据呼吸测定：运动过程中呼吸的最佳状态应是较平静时加深加长，节奏稍快但不紊乱，不出现上气不接下气的现象，锻炼后虽感疲劳却不倦怠，精神很畅快。

（施万英，陆金鑫，中国医科大学附属第一医院）

◆ 参考文献

[1] Arends J, Bachmann P, Baracos V, et al. ESPEN guidelines on nutrition in cancer patients[J]. Clinical Nutrition, 2017, 36(1): 36-39.

[2] 方玉. 肿瘤患者家庭营养指导手册[M]. 北京：北京大学医学出版社，2019: 31-32.

[3] 中华人民共和国国家卫生和计划生育委员会. WS/T 559-2017恶性肿瘤患者膳食指导[S], 2018-02-01.

[4] 于康，石汉平. 肿瘤患者必备营养手册[M]. 北京：人民卫生出版社，2014: 43-45.

[5] 刘小林，蒋明，贾辉，等. 食管癌术后家庭肠内营养治疗效果分析[J]. 肿瘤药学，2020, 10(01): 112-115.

[6] Hébuterne X, Lemarié E, Michallet M, et al. Prevalence of malnutrition and current use of nutrition support in patients with cancer[J]. JPEN, 2014, 38(2): 196-204.

[7] 中国营养学会肿瘤营养工作组. 恶性肿瘤患者康复期营养管理专家共识[J]. 营养学报，2017, 39(4): 321-326.

[8] Brown KF, Rumgay H, Dunlop C, et al. The fraction of cancer attributable to modifiable risk factors in England, Wales, Scotland, Northern Ireland, and the United Kingdom in 2015[J]. Br J Cancer. 2018 Apr; 118(8): 1130-1141.

[9] 中国营养学会. 中国居民膳食指南[M]. 北京：人民卫生出版社，2016: 6-9.

五、进展期：维持或改善营养状况，提高生活质量

随着肿瘤进入进展期，患者局部和全身的症状越来越明显。肿瘤进展导致局部压迫与侵犯，出现的局部症状包括疼痛、消化道梗阻、出血等；全身症状包括厌食、早饱感、消瘦、疲乏、贫血、血浆蛋白水平下降和免疫功能低下等。可进行治疗的该期肿瘤患者，其营养支持治疗已在上节提及，本节主要讨论不在抗肿瘤治疗阶段的肿瘤患者的营养问题。

在进展期，50%以上肿瘤患者的首发症状是体重丢失。患者因消化道梗阻、疼痛、厌食、早饱感、腹胀等一系列的症状与体征而不能正常进食，伴随肿瘤本身的消耗从而导致营养不良的发生。营养支持可改善部分患者的营养状况，但不能改变患者的临床结局。与营养不良的患者相比较，营养状况好的进展期肿瘤患者生活质量更高。因此，营养支持治疗在此阶段的目的是维持或改善患者的营养状况，提高生活质量。

（一）营养筛查

可以使用营养风险筛查2002（NRS-2002）等工具进行筛查。

（二）营养评定

从临床资料中收集相关的资料，如一般状况、饮食情况、身体测量指标、生化指标、肌肉功能测量、人体组成等，并对此进行评估。

（三）营养支持治疗方法

1. 如果患者没有营养风险且不存在上述症状与体征，或存在的症状与体征尚能忍受，建议维持患者基本的饮食摄入，给予营养丰富的普通饮食或半流质饮食，一般无需提供额外的营养治疗。

2. 如果患者有营养风险且不存在上述症状与体征，或存在的症状与

体征尚能忍受，建议维持患者基本的饮食摄入，给予营养丰富的普通饮食或半流质饮食，如经口进食依然不能满足患者的营养需要，可予口服营养补充。

以下方法有助于维持或改善以上两阶段患者的营养状况：① 定时定量进食，少量多餐，每天分5～6餐进食；② 进食的环境应轻松愉快，并且不要急匆匆地进食，应有足够的时间轻松进食；③ 少量多餐最能令患者更好地耐受。

如有厌食：应定时定量进食；少量多餐，多调换口味花样，放松心情；饮食应营养丰富，小份量，方便患者随时食用；适当运动；予高能量、高蛋白的口服营养补充；药物治疗刺激食欲。

如有恶心、呕吐：食用没有气味和容易消化的食物，干、咸、清淡和低脂饮食，更容易接受；避免热冷混合的食物；缓慢少量进食，避免进餐时摄入液体，避免空腹进食；限制餐前运动，避免进食后马上躺倒；应当饮用足够的液体来补充丢失，注意水分及电解质的平衡；避免热和辣的食物和饮料；使用镇吐药。

如有味觉和嗅觉的改变：肿瘤通常会降低味蕾对甜、酸的敏感度，增加对苦的敏感度；糖或柠檬可加强甜味及酸味，烹调时可采用；避免食用苦味强的食物，如芥菜等；选用味道浓的食品，如香菇、洋葱等；为增加肉类的可接受性，在烹调时可先用少许酒、果汁浸泡或混入其他食物中；经常变换烹调方法，如凉拌色拉，以促进食欲。

如有早饱感：饮食应营养丰富，高能量，高蛋白，小份量，方便患者随时食用；应食用高营养价值的食物；避免饮用碳酸饮料；避免食用高纤维、低能量的食物；避免食用高脂食物。

如有腹胀：腹胀既是症状，也是体征。如患者仅有症状，没有体征，患者可以如常定时定量进食。如症状与体征都存在，以下方法对患者有帮助：饮食中避开容易导致胃肠胀气的食物，如卷心菜、白菜、花椰菜（椰菜类）、黄瓜、玉米、番薯、洋葱、坚果类、豌豆等整豆及干豆类食物、蘑菇、牛奶、啤酒及含碳酸盐的饮料；正餐中不要喝太多的汤汁和饮料，如要饮用，最好在餐前30～60分钟饮用；少吃甜食，增加运动。

如有腹泻：应增加液体摄入来补偿丢失，少量多餐；食用含可溶性纤维的食物，如苹果、香蕉等中的果胶，有增稠作用；暂时避免食用含不可溶性纤维的食物，如未成熟的蔬菜和水果、菠菜、绿豆、椰奶、牛奶、冷饮、啤酒或其他含酒精饮料、过分油炸的食物、咖喱等含高浓度香料的食物等；使用益生元和（或）益生菌；药物治疗。

如有便秘：液体摄入少或体内缺水、膳食中缺乏膳食纤维、缺少运动、化疗或药物（镇吐药，阿片类药物，矿物质中的钙、铁，非甾体抗炎药和降压药）治疗中的不良反应，均是引起便秘的原因，预防胜于治疗。预防的方法包括：每天摄入25～35g的膳食纤维，保证每餐有充足的膳食纤维，食用未去麸的粗粮或全谷物、番薯、新鲜的水果和蔬菜、咖啡、燕麦、蘑菇和干果等；每天饮用8～10杯的液体，建议饮用水、无咖啡因的茶、李子汁、热饮果汁、柠檬水；保持常规的步行与锻炼。对于营养状况差的患者，要注意是否为饮食量不足所致。必要时可使用药物缓解症状。

如有吞咽困难：调整食物的黏稠度；食用细软多汁的食物、液体或糊状的食物、充分切碎的食物；食用小份量食物，方便患者吞咽和预防疲劳（疲劳会加重吞咽困难，增加误吞的风险）；使用高能量、高蛋白的肠内营养制剂；进食时同时饮水；保证患者进食时的正确坐姿能方便食物的吞咽；避免食物积累在口腔；进食流质食物有困难时可用黏稠剂或乳脂改变流质食物的稠度；进食固体食物有困难时应使食物细嫩容易吞咽。

如有口腔黏膜炎：进食速度不宜太快；食物不宜太热；维持理想的口腔卫生；食用软滑、切碎、湿润的食物；避免粗硬、辣、酸或煎炸的食物。

如有胃食管反流：进食时应坐姿正确；细嚼慢咽；采用高蛋白、低脂肪饮食；避免摄入咖啡因、巧克力、酒精、烟熏食物和薄荷；必要时使用 H_2 受体阻断剂和抗酸药治疗。

如有倾倒综合征：应少量多餐；干湿食物交替食用；限制摄入精制碳水化合物；缓慢增加每次的进食量。

如有胃潴留：应少量多餐；干湿食物交替食用；进食时坐姿要正确；限制高脂食物；必要时使用刺激消化道蠕动和胃排空的药物。

如有食管与口腔的炎症：避免吸烟和饮酒；食用软食和果汁；避免食用太硬、太干的固体食物和能损害口腔黏膜的刺激性食物。

增加饮食中能量的方法：加入糖或低聚糖，如加于饮料、汤、粥或患者的食物中；将蜂蜜涂抹在面包、馒头和饼干上，或加入牛奶、麦片和粥中；将麦乳精、巧克力或巧克力粉加入饮料、粥或夹在面包、馒头中；选用果干、糖果、冰激凌及其他甜品作为零食；正餐或零食中适当地多选用果仁类，如花生、瓜子、核桃、栗子、松子、莲子等；将花生酱涂抹在面包、馒头、饼干或水果、蔬菜上；选用动物油脂、黄油、人造黄油、奶油等作为烹调用油或涂抹在食物中。

合理的运动：适当的有氧运动、抗阻运动与牵伸运动对患者有利。

3. 如果患者有营养风险或营养不良且现有症状与体征严重，应给予高能量密度饮食和口服营养补充，如经口进食不能满足患者营养需要，可予建立肠内营养支持途径，经管予肠内营养。管饲途径分为两大类：一是无创置管途径，主要是指经鼻放置导管，根据病情需要，可将导管远端放置在胃、十二指肠或空肠中；二是有创置管途径，包括内镜引导下的造口和外科（包括微创）手术下的各类造口技术。经鼻置管是最常用的肠内营养管饲途径，具有无创、简便、经济等优点，其缺点是可能导致鼻咽部刺激、溃疡形成、出血、导管脱出或堵塞、吸入性肺炎等并发症。鼻饲管主要用于短期喂养患者（一般短于4周）；肠内营养时间超过4周的患者，可以考虑行经皮内镜下胃造口术（percutaneous endoscopic gastrostomy，PEG）或经皮内镜下空肠造口术（percutaneous endoscopic jejunostomy，PEJ）。PEG/PEJ创伤小，可置管数月至数年，可满足长期喂养的需求。部分食管癌患者，肿瘤堵塞食管腔导致鼻饲管或PEG/PEJ无法安置时，可采取手术行胃或空肠造口术。如经管的肠内营养不能满足患者需要，可考虑予肠外营养补充。

（四）能量与营养素推荐摄入量

1. 能量

一般按照20～25kcal/（kg·d）（非肥胖患者的实际体重）来估算卧床患者的能量，30～35kcal/（kg·d）（非肥胖患者的实际体重）来估算能下床活动患者的能量，再根据患者的年龄、应激状况等调整为个体化能量值。

2. 蛋白质

一般可按1～1.2g/（kg·d）（非肥胖患者的实际体重）给予，严重营养消耗者可按1.2～2g/（kg·d）（非肥胖患者的实际体重）给予。

3. 脂肪

脂肪供能占总能量的35%～50%。推荐适当增加富含ω-3及ω-9脂肪酸的食物。

4. 碳水化合物

碳水化合物供能占总能量的35%～50%。

5. 水

水（饮水和食物中所含水）一般按30～40ml/（kg·d）给予，使每日尿量维持在1 000～2 000ml。对于有心、肺、肾等器官功能障碍的患者，应特别注意防止液体过多。

6. 矿物质及维生素

参考同龄、同性别健康人群的矿物质及维生素每日推荐摄入量给予。在没有缺乏的情况下，不建议额外补充。

（叶文锋，中山大学肿瘤防治中心）

◆ 参考文献

[1] 恶性肿瘤患者膳食指导. WS/T 559-2017[S]. 2017.

[2] 肿瘤患者主观整体营养评估. WS/T 555-2017[S]. 2017.

[3] Mulasi U, Vock DM, Jager-Wittenaar H, et al. Nutrition status and health-related quality of life among outpatients with advanced head and neck cancer. Nutr Clin Pract, 2020, 35(6): 1129-1137.

[4] Ruggeri E, Giannantonio M, Agostini F, et al. Home artificial nutrition in palliative care cancer patients: impact on survival and performance status. Clin Nutr, 2020, 39(11): 3346-3353.

[5] Sowerbutts AM, Lal S, Sremanakova J, et al. Palliative home parenteral nutrition in patients with ovarian cancer and malignant bowel obstruction: experiences of women and family caregivers. BMC Palliat Care, 2019, 18(1): 120.

[6] Bouleuc C, Anota A, Cornet C, et al. Impact on health-related quality of life of parenteral nutrition for patients with advanced cancer cachexia: results from a randomized controlled trial. Oncologist, 2020, 25(5): e843-e851.

[7] Arends J: Struggling with nutrition in patients with advanced cancer: nutrition and nourishment-focusing on metabolism and supportive care. Ann Oncol, 2018, 29(suppl_2): ii27-ii34.

六、终末期患者的营养支持与水化治疗

生命最后阶段的营养支持是一个重要而敏感的问题,因为此时患者的照料者常常难以确定为他们所爱的人选择哪种喂食方式。因此,医疗保健提供者需要对终末期疾病中的营养和水化问题有很好的了解,以便帮助患者及其家人做出治疗决定。本节将着重讨论在生命的最后几周到3个月内营养支持的益处和局限性。

(一)终末期患者的定义及临床表现

终末期患者系指已经失去常规抗肿瘤治疗(包括手术、放疗、化疗和分子靶向药物治疗)等指征的患者,预计生存期一般不足2～3个月。

临终前体征:极度虚弱,极度消瘦(恶病质),卧床,生活完全需要帮助[美国东部肿瘤协作组(ECOG)体力状况评分4分],食物和液体摄入量减少,伴随难以控制的疲乏、疼痛,吞咽药物困难,昏睡,不能判断时间和地点,很难集中精神,几乎不能配合治疗或护理等症状,生存时间有限(2个月或更少)。

口服营养补充:指经口补充肠内营养制剂或特殊医学用途配方食品的营养支持方法。

人工营养:指经胃肠置管或静脉途径补充营养。

人工水化:指通过静脉途径补充糖盐水或其他电解质溶液。

(二)终末期患者营养支持的伦理问题

在生命的最后阶段,肿瘤患者体重下降的原因主要有两个:摄入不足和消耗增加。患者在生命的最后阶段经历了明显的症状负担。随着死亡的临近,厌食、吞咽困难、虚弱和谵妄等症状往往会在短期内明显恶化。这些症状会对营养和水化作用产生重大影响,直接或间接导致口服液体量减少、脱水、体重减轻和生活质量下降。此外，患者在生命的最后阶段往往有难治性恶病质和炎症反应，即使能量供给充足，机体也处于分解代谢状态，导致持续的体重下降和功能下降。此时，临床医生必须认识到，患者已经到了生命的最后阶段，即使给予积极的干预措施，许多症状和（或）急性并发症可能是不可逆的。患有难治性癌症且仅存活数天的患者不太可能从营养或抗恶病质干预措施中获益。即使营养治疗较为顺利，也难以对生存产生有意义的影响。因此，此期一般情况下不推荐积极的人工营养支持。

严格说，是否给予终末期患者营养治疗不仅仅是一个医学问题，还更多地涉及伦理、患者及家属意愿层面的问题。当从伦理的角度看营养问题时，则应考虑四个原则：患者自主性、非恶意性（避免伤害）、慈善性（行善）和公正性原则。即患者可以根据营养支持的利弊及个人目标自主选择适合他们需求的方案，而医护人员应该在开始人工营养支持之前告知患者营养支持可能带来的弊端，如会给患者带来虚假的希望，患者可以在家时却使其住院，由于补液过多而加重水肿症状，及造成感染或器官功能紊乱风险等。如果不清楚患者是否会从营养支持中受益，也可以先进行短期治疗，同时密切监测患者的症状并记录，以根据营养支持的耐受情况随时调整方案。

终末期患者营养支持的主要目的是通过维持或改善患者的营养状况，延缓恶病质进展，以减轻患者痛苦，改善患者生活质量。原则是既不延长痛苦，也不加速死亡。然而，由于没有明确的标准来确定死亡阶段的开始，这一阶段的营养干预应由多学科团队对营养治疗的适应证进行严格评估，并以个性化的方式进行。

（三）终末期患者营养支持与水化治疗

1. 对终末期患者营养支持及水化治疗的研究证据

营养支持：对姑息治疗患者人工营养的高证据等级研究表明，多数针对人工营养是否改善预期寿命的随机对照试验，都是以月为单位，而不是以天为单位。目前的结论是，没有足够的证据证明生命末期的人工营养对患者有益，缺乏证据支持人工营养可以提高终末期患者的生存率或生活质量。需要注意的是，肠内和肠外营养是侵入性的医疗干预措施，可导致严重的并发症。与肠内营养相关的不良事件包括插入部位的疼痛和出血、营养管阻塞、腹泻、便秘、误吸、电解质紊乱、高血糖、再喂养综合征和管饲综合征。肠外营养也与许多并发症有关，如败血症、低血糖、高血糖、肝功能不全、电解质紊乱、容量超载和胆囊炎。另外，人工营养会增加监测和随访的费用。欧洲肠外与肠内营养学会（ESPEN）指南建议，不应向即将死亡的无法治愈的癌症患者提供人工营养。只有在晚期癌症患者的预期寿命至少为2～3个月以上，有望稳定或改善患者的生活质量，患者希望采用这种营养支持模式，口服营养补充不足时，才考虑使用人工营养。

水化治疗：人工水化可通过肠内、皮下、静脉或直肠给予。与人工营养不同，是否给终末期患者补充水分一直是个有争议的话题。支持者认为补充水分是一项基本人权，可以缓解口渴和其他症状，在不显著延长死亡过程的情况下减少并发症，并与家庭护理者建立友好关系。反对人工水化的人认为，补水可能增加并发症（如水肿、腹水和胸腔积液）的风险，会带来排尿的负担，不会改善生活质量，在不抱怨口渴的终末期患者中是不需要的。一些医疗专业人士认为，晚期脱水甚至可以减轻患者的痛苦。事实上，不同临床医生实施人工水化的处方有很大的不同，这与他们对补水的临床或情感益处的信念有关。关于人工水化的研究证据是有争议的，有研究提示水化结合阿片类药物可以减少躁动性谵妄的发生。也有研究报告在生命的最后48小时内进行人工水化并没有改善症状或生存率。在一项双盲随机对照试验中，每天给予患者1L生理盐水，患者的脱水症状（幻觉、肌阵挛、疲劳和镇静）明显改善。未来应对有适应证（如有严重脱水症状）的患者，以不同的水化方式给予（如液体类型、液体量）进行更具体的研究。

2. 如何对终末期患者实施营养支持及水化治疗

患者和看护者通常认为人工营养和人工水化是有益的，而医护人员则担心它们的不良反应。因此，由医生、护士、心理学家、言语病理学家、物理或职业治疗师和营养师组成的跨学科团队在最后的日子里应为患者和他们的家人提供适当的教育、温和的安慰、情感支持和营养支持及指导。

对于预计生存期 1 ~ 3 个月的患者，如果生命体征平稳，患者能够或愿意进食，则应给患者提供必要的食物和液体。患者有权拒绝进食，因为吃喝的欲望在生命的尽头逐渐减弱，拒绝进食的决定应始终由患者做出，而非医护人员。而对于自主进食能力障碍的患者，如果患者有意愿，则应予营养支持，且首选肠内营养，若无胃肠道功能则可选肠外营养。一旦胃肠道功能恢复，或肠内营养治疗能满足患者能量及营养素需要量，即停止肠外营养治疗。

终末期恶性肿瘤患者营养治疗的目的是维持体重，而不是增加体重，供给量过高可能增加器官负荷，因此，可考虑限制能量供给，低能量摄入可能有利于减少感染性并发症与费用支出。无论是肠内或肠外营养治疗患者，都需要监测出入液量、水肿或脱水的症状和体征、血电解质水平等，并及时调整补充剂量及营养支持途径。血流动力学不稳定者禁用肠内、肠外营养。终末期肝肾功能衰竭和严重胆汁淤积者禁用肠外营养。对于厌食的患者，权衡不良反应后可考虑使用糖皮质激素和醋酸甲地孕酮增加食欲，以提高生活质量，也可使用大剂量维生素 B_1、高纯度鱼油和胃肠动力药等。

对于临终患者，临床医生应与患者和家属就预后和护理目标进行坦诚的讨论。对临终患者的治疗主要是为了缓解饥饿和口渴，可以少量多次提供液体，来缓解口腔干燥和口渴。在罕见的病例中，如果脱水与谵妄有关时，可以考虑少量的补液治疗。如果需要，患者可以尝试在耐受的情况下口服少量的食物和（或）饮料，目的是在平衡并发症风险（如吸入性肺炎）的同时最大限度地提高舒适度。一项小型随机对照试验发现，一些患者甚至在生命的最后几天也能口服营养补充剂。如果符合患者的护理原则，可以采取积极措施来治疗任何潜在影响营养状况的症状和（或）并发症，例如加强疼痛控制，定期提供口腔护理，针对患者的需求提供纵向的教育和咨询。对于处于生命最后几天的患者，不建议使用人工营养，因为它不仅没有益处，还可能会造成伤害。虽然尚无确切的证据支持人工水化对此患者群体有任何好处，但与补水相关的不良反应通常是有限的。因此，在仔细讨论护理的风险、益处和目标后，可考虑在选定的患者中进行人工水化治疗。

（四）结论

总之，癌症终末期患者的营养支持目标是在不引起疼痛的情况下缓解症状，增加患者的舒适感，以改善患者的生活质量。营养支持方案的制订应由包括临床医师、营养师、疼痛科医师在内的多学科团队进行讨论，应尊重患者自主性，邀请患者及其家属参与制订营养计划。

在生命的最后几天至几周，癌症患者常常会经历进行性功能衰退和症状加重。许多症状，如厌食，吞咽困难和谵妄可影响进食。应重点针对患者的不适症状，如口干、恶心、呕吐、吞咽困难和食欲不振等症状进行营养护理，并给患者提供必要的易消化饮食或口服营养补充剂。终末期患者一般不推荐人工营养支持，因为可能影响患者生活质量，延长患者的痛苦，但口服营养补充剂可一直持续到临终阶段。

（方玉，北京大学肿瘤医院）

◆ 参考文献

[1] Hui D, Dev R, Bruera E. The last days of life: Symptom burden and impact on nutrition and hydration in cancer patients[J]. CurrOpin Support Palliat Care, 2015, 9(4): 346–354.

[2] Shaw C, Eldridge L.Nutritional considerations for the palliative care patient[J]. International Journal of Palliative Nursing, 2015, 21(1): 7–15.

[3] Druml C, Ballmer PE, Drum W, et al. ESPEN guideline on ethical aspects of artificial nutrition and hydration[J]. Clinical Nutrition, 2016 (35): 545–556.

[4] Hui D, Dos SR, Chisholm G, et al. Bedside clinical signs associated with impending death in patients with advanced cancer: Preliminary findings. Cancer, 2015, 121(9): 960–967.

[5] Laviano A, Lazzaro L, Koverech A. Nutrition support and clinical outcome in advanced cancer patients.Proceedings of the Nutrition Society, 2018: 1–6.

[6] Bales CW, Locher JL, Saltzman E. Handbook of Clinical Nutrition and Aging. 3rd ed. Springer Science Business Media, New York: 2015.

第四章
不同治疗方式下肿瘤患者的营养支持

一、手术治疗

手术是抗肿瘤治疗的常用方法之一，通常用于切除肿瘤细胞和附近组织，有时和放疗、化疗组合使用。

（一）手术治疗的分类

1. 根治性手术

手术中把肿瘤及其转移的淋巴结一起整块切除。施行这种手术的条件是：① 要求肿瘤分期较早；② 是否有手术条件受限于肿瘤的具体位置。如大肠癌，可允许广泛的组织切除而很少影响患者以后的生活质量；而脑肿瘤则手术切除的范围非常有限，因切除范围过大会造成严重的后果。

2. 减瘤手术

肿瘤向远处转移和扩散，但原发肿瘤尚可以切除时，手术切除原发肿瘤，以减轻全身症状，提高机体免疫功能，也有利于其他治疗（如化疗、放疗等）的作用发挥。但应用时应根据患者的具体情况而定。如大肠癌已有肝或肺转移时，手术切除原发癌难度与危险性均较小时，应争取手术。如原发性肺癌已有骨转移时，手术创伤大、危险大，且术后对生活质量的影响严重，则手术就得不偿失了。

3. 修复性手术

临床上有些手术对患者的创伤大，对形体美的破坏性严重，随着医学科学的发展，对这种情况已发展很多补救性手术进行处理，如乳腺癌切除术后乳房重建，头面部肿瘤切除后自体组织修复，直肠癌切除的原位肛门重建术等。从肿瘤治疗的角度上看，此类手术属于"锦上添花"的范畴，由于这类手术对于改善功能或外观效果要求较高，故应严格掌握适应证。

4. 预防性手术

临床上某些手术还应用于肿瘤的预防。如有些先天性或后天性病变，在发展到一定程度时可能恶变，如能及时做手术治疗，则可能预防癌症的发生。如家族性结肠息肉病的肿瘤或肠切除术等。

5. 姑息性减症手术

部分肿瘤虽已不能手术切除或手术切除的意义不大，但出现了严重的威胁生命的并发症（如晚期胃肠道肿瘤大出血、梗阻），也可通过手术的方法解除直接威胁生命的并发症。手术的目的是减轻患者的痛苦，提高患者的生活质量，延长患者的生命。

6. 诊断性或分期性手术

临床上，大部分肿瘤经过医生的检查以及 X 线、B 超、CT、磁共振、内镜、穿刺细胞学检查等，可做出较准确的诊断，但仍有一部分肿瘤手术前难以确诊或难以准确分期，需要通过手术探查或取出部分或全部肿瘤作病理检查，如乳腺肿块的定性诊断或腹腔恶性淋巴瘤的分期性诊断。临床对这类带有诊断目的或分期目的而施行的手术称为诊断性或分期性手术。

（二）手术治疗对营养状况的影响

手术对患者营养状况的影响因手术部位和手术方式不同而不同，头、面、颈部的癌肿被切除后会干扰咀嚼及吞咽，进行鼻饲会引起患者的不适。消化系统的癌肿被切除后，往往造成患者不能正常进食，也会影响消化吸收的功能，如食管癌肿切除后进行胃造瘘管饲，可引起瘘口周围漏液，同时由于两侧迷走神经被切除而发生脂肪吸收不良，还可发生胃潴留和腹泻。胃大部切除术会影响患者的正常进食，癌症根治需要切除大部小肠时，则可造成消化不良，严重影响营养素的消化和吸收，造成三大宏量营养素的消化吸收障碍，形成能量-蛋白质营养不良，维生素和微量元素缺乏，所以患者应注意相应的营养补充。全胃切除的患者会逐渐发生维生素A、维生素B$_{12}$及维生素D缺乏。回肠造瘘术后可发生水和电解质丢失，经数天后这种丢失情况才会减轻或完全消失。胰腺切除术后因没有胰酶，会产生假性腹泻样综合征，蛋白质和脂肪都会发生吸收不良。肝脏部分切除术会引起出血、胆汁瘘、肝功能衰竭等并发症，术后出现肝功能衰竭与肝切除量以及肝硬化程度有密切关联。肝硬化愈严重，肝切除量愈大，发生肝功能衰竭的机会愈多。因此，手术前就应积极进行保护肝功能治疗，肝切除量应适当掌握，对有出血及胆瘘者均应积极给予治疗。因此，一些药物、饮食上的调整以及自我照护的措施，有助于患者减轻症状，改善术后营养状况。

（三）手术治疗的营养支持原则

术前一般需进行营养风险筛查或营养评估，若重度营养不良患者，不建议立行手术，需营养治疗至少7～10天后再次进行营养风险筛查和评定，确定符合手术指征再行手术。

符合手术指征的患者，大部分手术前至少6小时，患者不允许吃任何固体和高蛋白类食物，根据加速康复外科（enhanced recovery after surgery，ERAS）理念，除胃肠梗阻、胃排空延迟、胃肠蠕动异常和急诊手术患者外，麻醉前6小时可进食不含脂肪及肉类的淀粉类固体食物，2小时可口服清流质（主要指碳水化合物制剂，不超过400ml，糖尿病患者慎用）。

手术后，根据手术切除的部位、手术大小或有无并发症决定开始进食时间，短则6 ~ 48小时，多则1 ~ 2周或以上。患者在饮食过渡期间既要遵医嘱，又要结合自身对食物的耐受情况区别对待。

开始进食后，多数患者先从饮水及易消化的稀米汤等清流食开始进食，根据肠道耐受情况逐渐加量，一般遵循由少至多，由稀至稠，由单种至多种食物，由流食、半流食到软食的原则逐渐过渡。进食次数一般建议为每日5 ~ 6次。

当经口进食不足60%的能量需求且持续3 ~ 5天时，依次选择肠内营养治疗、部分肠外营养联合肠内营养治疗及全肠外营养治疗（参见后续章节）。

很多不良反应会在术后几天至几周消失。如果不良反应持续时间超过1周，并影响饮食的恢复，应尽快与主管医生或临床营养师联系，请他们帮忙指导非药物的干预方法或开一些对症治疗的药物。

术后患者胃肠功能逐步恢复，不应暴饮暴食也不必过度惧食，宜根据自己的耐受情况逐渐增加食量。一般情况下，低脂细软的食物更易于消化吸收和耐受，如果由于厌食或腹胀等消化道症状使进食困难时，可少食多餐，或采用"3 + 3"治疗方案（3次正餐 + 3次口服补充特殊医学用途配方食品）的方法补充营养，也可适当选择肠内和肠外联合营养支持。

在出院前可以请临床营养师制订一个个体化的饮食营养方案，同时请主管医生或临床营养科开一些特殊医学用途配方食品，如果饮食恢复得慢或一周内体重下降1 ~ 2kg或以上，建议尽快联系主管医生、临床营养师或医疗团队的其他成员。

（四）有助于伤口愈合的营养素

有助于伤口愈合的营养素，见表4-1-1。

（刘英华，解放军总医院第一医学中心）

表 4-1-1　有助于伤口愈合的营养素

营养素	作用	缺乏的症状及风险人群	需要量	食物来源以及药物治疗
蛋白质	构建健康组织及促进伤口愈合	免疫力低下、伤口愈合不良、肌肉丢失、无力、素食者及大豆类食物摄入不足者	正常人需要 0.8～1.0g/kg；大手术后或营养不良的患者需求可为 1.2～2g/kg	肉、蛋、奶及大豆类食物。经食物摄入不足时，可通过口服乳清蛋白粉进行补充
锌	促进伤口愈合，维持免疫细胞功能	味觉丧失，伤口不愈合等症状的患者，炎性腹泻患者（如克罗恩患者），素食者，酗酒者	成年女性，每天推荐量为 8mg，男性 11mg。成人可耐受的日均摄入量上限为 40mg，素食者的日均需求量是正常人的 1.5 倍	贝类等海鲜、动物肝、牛肉、小麦胚粉及全谷类、豆类及坚果类食物
维生素C	促进伤口愈合和抗氧化，对胶原蛋白的形成有重要作用	牙龈出血、伤口不愈合、严重溃疡等大手术后，偏食及严重营养不良的患者	成年人每日推荐摄入量约为 100mg，吸烟者额外需要 35mg，日均摄入量上限为 2 000mg，每日只要摄入适量的新鲜蔬果，很容易获得足量的维生素C	新鲜蔬菜和水果如柑橘、橙子、猕猴桃、草莓、鲜枣、柿子椒、绿叶菜等。如无法进食，可以使用营养补充剂：维生素C片 100mg，3次/天

◆ 参考文献

[1] 于康，石汉平.肿瘤患者必备营养手册·国内外肿瘤营养专家权威解读[M].北京：人民卫生出版社，2015.

[2] 张金坚，柳秀乖.癌症饮食全书[M].北京：中国农业大学出版社，2009.

[3] 中国抗癌协会肿瘤营养专业委员会，中华医学会肠外肠内营养学分会.中国肿瘤营养治疗指南2020[M].北京：人民卫生出版社，2020.

[4] Mahan L K, Stump S E, Raymond J L.营养诊疗学（第13版）[M].杜寿玢，陈伟，顾景范，等.北京：人民卫生出版社，2017.

[5] 石汉平，凌文华，李薇，等.肿瘤营养学[M].北京：人民卫生出版社，2012.

[6] 曾普华.抗癌，加强营养是基础[J].家庭医药，2014(03): 36-37.

[7] 余国英.饮食护理干预改善肿瘤患者化疗时营养状况的效果分析[J].当代医学，2016, 22(19): 113-114.

[8] 于康，李增宁，丛明华，等.恶性肿瘤患者康复期营养管理专家共识[J].营养学报，2017, 39(04): 321-326.

[9] 刘英华，张新胜.抗癌防癌饮食一本通[M].北京：化学工业出版社，2017.

[10] 方玉.肿瘤患者家庭营养指导手册[M].北京：北京大学医学出版社，2018.

[11] 唐国曼.饮食护理干预对恶性肿瘤化疗患者营养状况及生活质量的影响[J].人人健康，2019(01): 81.

[12] 中国抗癌协会，中国抗癌协会肿瘤营养与支持治疗专业委员会，中国医生协会营养医生专业委员会，等.肿瘤营养治疗通则[J].肿瘤代谢与营养电子杂志，2016, 3(01): 28-33.

[13] Robien Kim, Demark-Wahnefried Wendy, Rock Cheryl L. Evidence-based nutrition guidelines for cancer survivors: current guidelines,

knowledge gaps, and future research directions[J]. Journal of the American Dietetic Association, 2011, 111(3): 368–375.

[14] Waterhouse C, Kemperman J H. Carbohydrate metabolism in subjects with cancer[J]. Cancer research, 1971, 31(9): 1273–1278.

[15] Legaspi Allan, JeevanandamMalayappa, Starnes H. Fletcher, et al. Whole body lipid and energy metabolism in the cancer patient[J]. W.B. Saunders, 1987, 36(10): 958–963.

二、放射治疗

放射治疗（以下简称"放疗"）是恶性肿瘤综合治疗主要的手段之一，四分之三的患者在治疗过程中需要接受放疗，其与肿瘤外科学、肿瘤内科学一起是恶性肿瘤治疗的重要学科。放疗或放化疗的治疗毒性反应可分为全身反应和局部反应。全身反应为非特异性，如乏力、骨髓抑制、胃肠道反应等；局部反应如头颈部肿瘤放疗后导致的口腔黏膜反应、吞咽疼痛、食欲下降、味觉改变；胸部肿瘤放疗可引起放射性食管炎、吞咽困难；腹部肿瘤患者放疗后可引起胃肠道反应、黏膜损伤、食欲下降、恶心、呕吐、腹泻等，产生营养失衡等。上述情况均可引起放疗患者摄入减少，从而导致营养不良。

营养不良可能降低肿瘤细胞的放射敏感性、影响放疗摆位的精确性、增加放疗不良反应、降低放疗耐受性，延长总住院时间，从而降低放疗疗效和影响患者生存质量。因此，对恶性肿瘤放疗患者进行规范、有效的营养治疗具有重要的意义。

（一）恶性肿瘤患者放疗的营养状况

1. 放疗患者营养状况的流行病学

UnsalD 等采用 SGA 评估不同部位恶性肿瘤患者放疗前后的营养状况，发现放疗前患者营养不良的发生率为 31%，放疗后营养不良的发生率上升至 43%。其中，头颈部肿瘤患者放疗后更容易发生营养不良，由放疗前的 24% 增加到放疗后的 88%。AmandaH 等报道了胃肠道肿瘤放疗患者中 75.5% 出现不同程度的体重丢失，非计划中断放疗和不能完成计划化疗周期数的患者体重丢失更严重，放射毒性反应与 PG-SGA 评分密切相关。体重丢失是恶性肿瘤放疗患者营养不良的主要表现之一。不同部位肿瘤的患者体重丢失发生率和严重程度不同。接受根治性放疗的头颈部恶性肿瘤患者在放疗过程中体重平均丢失3.8%，而体重丢失＞5%的患者达37.9%。口咽癌患者放疗后67%的患者发生严重体重丢失（1个月内下降≥5%），其中26%的患者体重丢失≥10%。40.3%中晚期食管癌患者在放疗过程中体重丢失≥5%。膳食咨询、肿瘤分期早和总能量摄入≥1 441.3（kcal/d）是体重丢失的保护性因素。接受高姑息或根治性放疗的肺癌患者体重平均减轻8%，其中31%患者体重丢失≥5%。

2. 营养筛查和评估的方法

目前临床上常用的营养筛查与评估工具包括：营养风险筛查2002（nutritional risk screening 2002, NRS-2002）、主观整体评估（subjective globe assessment, SGA）、患者主观整体评估（patient-generated subjective global assessment, PG-SGA）、微型营养评估（mini nutritional assessment, MNA）、营养不良通用筛查工具（malnutrition universal screening tools, MUST）等。尚无专门针对肿瘤放疗患者的营养风险筛查和营养评估工具。《恶性肿瘤放疗患者肠内营养治疗专家共识》和《肿瘤放疗患者口服营养补充专家共识》均推荐，恶性肿瘤放疗患者营养风险筛查推荐采用NRS-2002量表，营养评估推荐采用PG-SGA量表。肿瘤患者营养疗法临床路径如下：肿瘤患者入院后应该常规进行营养筛查/评估，根据PG-SGA积分多少将患者分为无营养不良、可疑营养不良、中度营养不良及重度营养不良四类。无营养不良者，不需要营养干预，直接进行抗肿瘤治疗；可疑营养不良者，在营养教育的同时，实施抗肿瘤治疗；中度营养不良者，在人工营养（EN、PN）的同时，实施抗肿瘤治疗；重度营养不良者，应该先进行人工营养（EN、PN）1～2周，然后在继续营养治疗的同时，进行抗肿瘤治疗。无论有无营养不良，所有患者在完成一个疗程的抗肿瘤治疗后，应该重新进行营养评估。

（二）恶性肿瘤患者放疗对营养状况的影响

头颈部放射治疗的靶区常常包括邻近口腔、咽部、会厌和喉部等解剖部位，这些部位在人体生理结构中与进食密切相关，放射治疗可能引起这些组织结构的病理、生理改变，使患者进食减少、体重下降、并造成营养不良。此类患者发生的营养不良占据了肿瘤患者营养不良的大部分。放射治疗剂量 > 60Gy、超分割放射治疗、同步放化疗都会影响患者营养状况。头颈部肿瘤放疗导致的营养不良主要的原因有味觉障碍、口腔黏膜炎、吞咽困难。胸部肿瘤放疗患者中72.3%会出现1 ~ 2级放射性食管炎，8.5%出现3 ~ 4级急性食管炎并需要长期肠外营养治疗，同时还会伴发食欲不振、吞咽困难等不良反应。严重者如食管癌患者放疗会出现食管穿孔等严重并发症，虽然发生率较低，但一旦发生，患者营养不良的状况极为严重。而腹盆腔放射治疗后由于肠黏膜细胞更新较快，比其他组织更容易受到射线的损害，放射性肠炎也是放疗的常见并发症，分为急性肠炎和慢性肠炎两个阶段。伴随肿瘤患者机体静息消耗的增加，患者肌肉蛋白减少、体重下降，容易引起患者全身炎性反应综合征，使体内脂肪、蛋白质和碳水化合物代谢紊乱，从而进一步发生营养不良。

（三）营养不良对放疗的影响

恶性肿瘤患者中，长期进食减少和饥饿可导致患者体内构成肌肉或器官的结构蛋白分解，长期发展造成患者蛋白代谢异常和肌肉快速萎缩，形成机体恶液质状态，进而可对肿瘤患者放射治疗产生消极影响，包括降低肿瘤细胞的放射敏感性、影响放疗摆位的精确性、增加放疗不良反应、降低放疗的耐受性、延长总住院时间等。有研究在胸腹部适形调强放疗患者中采用电子射野影像系统每周测量肿瘤在X轴（左右）、Y轴（上下）、Z轴（前后）的位移，并分析摆位误差与患者体重变化的关系，发现患者体重丢失越多，放疗摆位误差越大，放疗的精确度越差。另一项研究报道在头颈部恶性肿瘤患者中体重的下降和患者的放疗中断率有明显的相关性，体重丢失≥20%是放疗中断的危险因素。营养不良所致的放疗非计划性中断，将延长患者放疗和住院时间。同时，营养不良还是肿瘤局部复发和生存率低的危险因素。通过回顾性分析121例喉癌放疗患者发现，营养不良患者局部复发的几率是无营养不良患者的2.15倍，而在接受放疗的头颈部肿瘤患者中，放疗期间严重体重丢失（放疗期间体重丢失＞5%、放疗后12周体重丢失＞7.5%）的患者其5年总生存率（overallsurvival，OS）、疾病特异性生存率（disease-specificsurvival，DSS）分别为62%、82%，显著低于无体重严重下降的患者（OS = 70%，$P = 0.01$；DSS = 89%，$P = 0.001$）。

（四）营养治疗的意义

营养治疗作为一种治疗手段，不仅仅局限于补充营养素，而且被赋予治疗营养不良、调节代谢和调节免疫等功能，来延长患者生存时间、提高患者生存质量。李厨荣等在头颈部肿瘤患者对比分析营养治疗组和日常饮食组的营养状况，发现营养治疗组的体重丢失明显低于日常饮食组（$P = 0.001$）；白细胞、淋巴细胞、血红蛋白减少的发生率更低（$P = 0.009$、$P < 0.001$、$P = 0.033$）；且低蛋白血症，低钙、低镁血症的发生概率和严重程度也明显低于日常饮食组（$P = 0.010$、$P = 0.020$、$P = 0.006$）。吕家华等则发现食管癌同步放化疗患者接受肠内营养有利于保持患者放疗过程中和放疗后体重，改善营养状况，提高治疗完成率，降低不良反应。

（五）恶性肿瘤放疗患者的营养支持治疗

恶性肿瘤放疗患者的营养治疗应规范采用五阶梯治疗的原则：首先选择营养教育，然后依次向上晋级选择口服营养补充（oral nutritional supplements，ONS）、完全肠内营养（total enteral nutrition，TEN）、部分胃肠外营养（partial parenteral nutrition，PPN）、全肠外营养（total parenteral nutrition，TPN）。参照ESPEN指南建议，当下一阶梯不能满足60%目标能量需求3～5天时，应该选择上一阶梯。

1. 营养宣教与管理

营养教育有助于丰富患者营养知识、促进科学平衡膳食、增加用餐次数、提高进食总量，从而增加患者能量、蛋白质及其他营养素的摄入。其包括回答患者及其家属提出的问题；告知营养诊断目的；完成饮食、营养与功能评价；查看实验室及器械检查结果；提出饮食、营养建议，破除营养误区；宣传肿瘤的病理、生理知识；讨论个体化营养干预方案；告知营养干预可能遇到的问题及对策；预测营养干预效果；规划并实施营养随访十个方面。对于放疗或同步放化疗的头颈部鳞状细胞癌患者，个性化饮食指导在营养摄入、营养状况、生活质量等方面是有益的。膳食咨询可减少像厌食、口干、恶心、呕吐、味觉障碍和腹泻等并发症，可以提高头颈部肿瘤患者生活质量。另一项研究报道个体化膳食咨询可以提高接受放疗的结直肠癌患者的中位生存期。

2. 肠内营养

肠内营养的途径选择遵循循序渐进的原则。口服营养补充（oral nutritional supplements，ONS）是肠胃功能正常放疗患者肠内营养治疗的首选途径，当下一阶梯无法满足患者营养需要（＜60%目标需要量，3～5天时）或无法实施时，依次向上晋级选择经鼻置管（nasogastric tube，NGT）、经皮内镜下胃/空肠造瘘术（percustanous endoscopic gastrostomy/jejunostomy，PEG/PEJ）、外科手术下胃/空肠造瘘。PEG/PEJ和NGT是管饲的两种最主要方法，两者在维持患者体重和营养状况方面没有明显差异。对于短期管饲患者（≤30天），首先选择NGT，而当患者需要长时间（＞30天）管饲营养时，应选择PEG/PEJ。对于头颈部肿瘤放疗患者，由于放射性口腔炎、食管黏膜炎的影响，可以优先考虑PEG/PEJ。由于大部分鼻咽癌患者放化疗期间发生不同程度的口腔和口咽部急性放射性黏膜炎，同时伴有口干、味觉改变等急性放疗毒性，影响进食。即使给予口服营养补充或通过鼻胃饲管等营养干预措施，总体效果仍差强人意。经皮内镜下胃造瘘术（PEG）是替代鼻饲维持机体长期营养需求的特殊管饲营养方法，适合各种原因引起的长期吞咽困难或进食困难而胃肠功能正常者。与传统鼻胃管相比，PEG更具长期使用等优势。相对外科胃造瘘，PEG具有创伤小、并发症少、操作简单、术后恢复快等优点。许昀等报道福建省肿瘤医院对71例初诊进展期鼻咽癌患者放化疗前行PEG，放化疗期间行胃造瘘饮食及相关护理，监测放化疗不良反应、治疗耐受性及体重、血清白蛋白等营养指标情况，结果表明对初诊进展期鼻咽癌患者行预防性经皮内镜下胃造瘘术简单易行、安全可靠，提高了患者同步放化疗的耐受性，降低了毒性反应，减少了因放化疗毒性反应导致放疗中断的时间，提高了同步化疗的完成率，改善了患者的营养状况及生活质量，为鼻咽癌的辅助支持治疗提供了新的方法。对于管饲的最佳时机以及放疗前预防性置管是否有益，目前还缺乏足够的证据。对于绝大多数恶性肿瘤患者来说，多项研究显示，放疗前常规预先置入营养管在提高患者营养状况和治疗疗效，减少患者放疗中断方面并没有优势，反而增加了患者的负担。

3. 肠外营养

肠外营养被认为是一种具有侵袭性的营养方式，有静脉损伤、感染和肝功能损害等并发症，不推荐放疗患者常规使用肠外营养。肠外营养只适用于不能通过口腔或肠内途径获得营养的患者。ESPEN指南推荐，当肿瘤患者肠内营养不充分或者不可实施时，应联合部分或全肠外营养。肠外营养开始的具体时机目前仍存在争议，不同的指南推荐意见也不一致。《成人补充性肠外营养中国专家共识》推荐，对于NRS-2002 ≥ 5分或NUTRIC ≥ 6分的高风险患者，如果肠内营养在48 ~ 72小时无法达到目标能量和蛋白质需要量的60%时，推荐立即给予肠外营养。而对于NRS-2002 ≤ 3分或NUTRIC ≤ 5分的低风险患者，如果肠内营养未能达到目标能量和蛋白质需要量的60%超过7天时，可启动肠外营养治疗。

4. 疗效评价与随访

营养干预的疗效评价指标分为三类：① 快速变化指标：为实验室参数，如血常规、电解质、肝功能、肾功能、炎症参数（IL-1、IL-6、TNF、CRP）、营养套餐（白蛋白、前白蛋白、转铁蛋白、视黄醇结合蛋白、游离脂肪酸）、血乳酸等，每周检测1 ~ 2次。② 中速变化指标：人体测量参数、人体成分分析、生活质量评估、体能评估、肿瘤病灶评估（双径法）、PET-CT代谢活性，每4 ~ 12周评估一次。③ 慢速变化指标：生存时间，每年评估一次。

所有肿瘤患者出院后均应该定期（至少每3个月一次）到医院营养门诊或接受电话营养随访。

（六）小结

营养不良在恶性肿瘤放疗患者中发生率高。营养不良可降低治疗疗效，增加治疗副反应，建议对放疗患者常规进行营养风险筛查和营养评估。恶性肿瘤放疗患者在"围放疗期"需要进行全程营养管理。营养治疗方式遵循"五阶梯模式"。肠内营养途径选择遵循"四阶梯模式"。恶性肿瘤放疗患者肠内营养首选口服营养补充。不推荐放疗前预防性置入营养管。如果患者管饲营养时间短（≤30天），通常首先选择经鼻管饲，而当经鼻管饲无法满足营养需求或患者需要长期管饲喂养（＞30天）或头颈部肿瘤放疗患者，可首先选择胃造瘘或空肠造瘘。不推荐常规进行肠外营养治疗，当患者无法通过肠内营养获得足够的营养需要或出现严重放射性黏膜炎、放射性肠炎或肠功能衰竭时，推荐及时联合部分或全肠外营养。

（郭增清，福建医科大学附属肿瘤医院，福建省肿瘤医院）

◆ 参考文献

[1] Unsal D, Mentes B, Akmansu M, et al. Evaluation of nutritional status in cancer patients receiving radiotherapy: A prospective study [J]. Am J Clin Oncology, 2006, 29(2): 183−188.

[2] Hill A, Kiss N, Hodgson B, et al. Associations between nutritional status, weight loss, radiotherapy treatment toxicity and treatment outcomes in gastrointestinal cancer patients [J]. Clinical Nutrition, 2011, 30(1): 92−98.

[3] Mallick I, Gupta SK, Ray R, et al. Predictors of weight loss during conformal radiotherapy for head and neck cancers − how important are planning target volumes? [J]. Clinical Oncology, 2013, 25(9): 557−563.

[4] Vangelov B, Venchiarutti RL, Smee RI. Critical weight loss in patients with oropharynx cancer during radiotherapy (± chemotherapy) [J]. Nutrition and Cancer, 2017, 69(8): 1211−1218.

[5] Jiang N, Zhao JZ, Chen XC, et al. Clinical determinants of weight loss in patients with esophageal carcinoma during radiotherapy: A prospective longitudinal view [J]. APJCP, 2014, 15(5): 1943−1948.

[6] Kiss N, Isenring E, Gough K, et al. The prevalence of weight loss during (chemo) radiotherapy treatment for lung cancer and associated patient− and treatment−related factors [J]. Clinical Nutrition, 2014, 33(6): 1074−1080.

[7] 李涛, 吕家华, 郎锦义, 等. 恶性肿瘤放射治疗患者肠内营养专家共识 [J]. 肿瘤代谢与营养电子杂志, 2017, 4(3): 272−279.

[8] 中华医学会放射肿瘤治疗学分会. 肿瘤放疗患者口服营养补充专家共识（2017）[J]. 中华放射肿瘤学杂志, 2017, 26(11): 1239−1247.

[9] Langius JA, Zandbergen MC, Eerenstein SE, et al. Effect of nutritional interventions on nutritional status, quality of life and mortality in patients with head and neck cancer receiving (chemo) radiotherapy: A systematic

review [J]. Clinical Nutrition, 2013, 32(5): 671–678.

[10] Larsson M, Hedelin B, Johansson I, et al. Eating problems and weight loss for patients with head and neck cancer: A chart review from diagnosis until one year after treatment [J]. Cancer Nursing, 2005, 28(6): 425–435.

[11] Matuschek C, Lke E, Geigis C, et al. Influence of dosimetric and clinical criteria on the requirement of artificial nutrition during radiotherapy of head and neck cancer patients [J]. Radiotherapy and Oncology, 2016, 120(1): 28–35.

[12] Cartier L, Auberdiac P, Khodri M, et al. Correlation of dosimetric parameters obtained with the analytical anisotropic algorithm and toxicity of chest chemoradiation in lung carcinoma [J]. Medical Dosimetry, 2012, 37(2): 152–156.

[13] Kiss NK, Krishnasamy M, Isenring EA. The effect of nutrition intervention in lung cancer patients undergoing chemotherapy and/or radiotherapy: A systematic review [J]. Nutrition and Cancer, 2014, 66(1): 47–56.

[14] Kalaiselvan R, Theis VS, Dibb M, et al. Radiation enteritis leading to intestinal failure: 1994 patient–years of experience in a national referral centre[J]. EJCN, 2014, 68(2): 166–170.

[15] Alberda C, Graf A, Mccargar L. Malnutrition: Etiology, consequences, and assessment of a patient at risk [J]. Best Practice & Research Clinical Gastroenterology, 2006, 20(3): 419–439.

[16] 吴章桂，黄家文，刘利彬，等. 体重变化对胸腹部调强放疗患者摆位误差的影响 [J]. 福建医药杂志，2011, 33(3): 103–105.

[17] Capuano G, Grosso A, Gentile PC, et al. Influence of weight loss on outcomes in patients with head and neck cancer undergoing concomitant chemoradiotherapy [J]. Head &Neck, 2008, 30(4): 503–508.

[18] Hu M, Ampil F, Clark C, et al. Comorbid predictors of poor response to chemoradiotherapy for laryngeal squamous cell carcinoma [J]. The

Laryngoscope, 2012, 122(3): 565–571.

[19] Langius JA, Bakker S, Rietveld DH, et al. Critical weight loss is a major prognostic indicator for disease–specific survival in patients with head and neck cancer receiving radiotherapy [J]. BJC, 2013, 109(5): 1093–1099.

[20] 李厨荣, 李涛, 李昉, 等. 营养治疗对头颈部肿瘤放化疗营养状况影响的前瞻性研究 [J]. 肿瘤代谢与营养电子杂志, 2017, 4(2): 168–173.

[21] 吕家华, 李涛, 朱广迎, 等. 肠内营养对食管癌同步放化疗患者营养状况、不良反应和近期疗效影响–前瞻性、多中心、随机对照临床研究 [J]. 中华放射肿瘤学杂志, 2018, 27(1): 44–48.

[22] 石汉平, 许红霞, 李苏宜, 等. 营养不良的五阶梯治疗 [J]. 肿瘤代谢与营养电子杂志, 2015, 2(1): 29–33.

[23] 胡小翠. 营养教育在肿瘤放疗患者中的应用 [J]. 河南肿瘤学杂志, 2005, 18(3): 217–218.

[24] 石汉平, 杨剑, 张艳. 肿瘤患者营养教育 [J]. 肿瘤代谢与营养电子杂志, 2017, 4(1): 1–6.

[25] Soria A, Santacruz E, Vega–pi Eiro B, et al. Gastrostomy vs nasogastric tube feeding in patients with head and neck cancer during radiotherapy alone or combined chemoradiotherapy [J]. NutricionHospitalaria, 2017, 34(3): 512–516.

[26] Bossola M. Nutritional interventions in head and neck cancer patients undergoing chemoradiotherapy: A narrative review [J]. Nutrients, 2015, 7(1): 265–276.

[27] Zhang Z, Zhu Y, Ling Y, et al. Comparative effects of different enteral feeding methods in head and neck cancer patients receiving radiotherapy or chemoradiotherapy: A network meta–analysis [J]. OncoTargets and Therapy, 2016, 9(2): 897–909.

[28] Cady J. Nutritional support during radiotherapy for head and neck cancer:

The role of prophylactic feeding tube placement [J]. Clinical Journal of Oncology Nursing, 2007, 11(6): 875–880.

[29] Orphanidou C, Biggs K, Johnston M E, et al. Prophylactic feeding tubes for patients with locally advanced head–and–neck cancer undergoing combined chemotherapy and radiotherapy–systematic review and recommendations for clinical practice [J]. Current Oncology, 2011, 18(4): e191–e201.

[30] Vangelov B, Smee RI. Clinical predictors for reactive tube feeding in patients with advanced oropharynx cancer receiving radiotherapy ± chemotherapy [J]. European Archives of Oto–rhino–laryngology, 2017, 274(10): 3741–3749.

[31] Thompson JS, Weseman RA, Rochling FA, et al. Preresection obesity increases the risk of hepatobiliary complications in short bowel syndrome [J]. Nutrients, 2012, 4(10): 1358–1366.

[32] 中华医学会肠外肠内营养学分会. 成人补充性肠外营养中国专家共识 [J]. 中华胃肠外科杂志，2017, 20(1): 9–13.

三、化学治疗

用化学合成药物来治疗恶性肿瘤，简称化疗，已有半个世纪。目前，有大约十多种恶性肿瘤在一定条件下已可用药物治疗。因此，化疗已经从一般的姑息性治疗逐步向根治性治疗的方向迈进。从药物杀灭肿瘤细胞的特点来看，抗肿瘤药可以分3种类型：

① 细胞周期非特异性药物对处在增殖状态和休止状态的细胞都有杀灭作用，如盐酸氮芥、环磷酰胺、放线菌素D、普卡霉素等。

② 细胞周期特异性药物对进入增殖周期内各个阶段（或时相）的肿瘤细胞都有杀灭作用，而对未进入增殖周期的肿瘤细胞不起作用，如甲氨蝶呤、氟尿嘧啶、6-巯基嘌呤等。

③ 时相特异性药物只杀灭细胞增殖周期中某一时相的瘤细胞，如选择性地对S期或M期细胞起作用。主要有阿糖胞苷、羟基脲、长春碱、长春新碱。

（一）化疗治疗对机体营养代谢的影响

化疗的目标是肿瘤细胞，对正常细胞的伤害较小。但是，化疗药物在杀伤肿瘤细胞的同时难免会伤害一些增殖快的正常细胞（例如骨髓细胞、毛囊细胞、胃肠道上皮细胞等），导致相应的副作用，如白细胞减少、掉头发、厌食恶心、呕吐、溃疡、排便习惯改变等。实际上，并非所有的化疗药物都有副作用，也并非每位患者的反应都一样，许多化疗药物在大部分人群中耐受良好。化疗的副作用取决于化疗药物的种类以及个体基因类型。良好的营养有助于机体组织细胞修复，减轻化疗相关副作用，提高机体对治疗的耐受性。如果化疗后有任何不适，请务必告诉包括主管医生及临床营养师在内的健康照护团队，他们会开一些对症的药物或营养制剂，维持或改善患者的营养状况。

（二）化疗治疗期间的饮食调理

1. 食物选择

由于疾病本身及化疗导致机体的消耗增加，在化疗期间建议患者采用高蛋白质、高维生素的饮食模式。蛋白质是修复身体组织及白细胞再生的重要成分，化疗患者应在平衡膳食的基础上摄取足量富含蛋白质的食物，如鸡蛋、大豆类食物、奶及奶制品、瘦肉等。对于贫血患者，建议适量补充富含铁元素的食物，如红肉及动物肝、动物血等。蔬菜和水果富含抗氧化维生素及膳食纤维，有助于减轻化疗反应，改善胃肠功能。建议每日摄入3～5份（每份100g）新鲜蔬菜和水果。化疗期间，为了减轻消化道负担，注意选择清淡细软、易消化的食物，如鸡蛋羹、清蒸鱼、肉泥丸子、炖肉、豆腐、酸奶、软米饭、龙须面、馒头、细软的蔬菜等，避免油腻、粗硬、味道太浓或辛辣刺激的食物。身边可常备一些营养加餐小零食，如面包、苏打饼干、酸奶、水果、坚果等，以补充营养不足。

2. 症状管理

患者若在化疗期间发生恶心、呕吐等症状，请与主管医生沟通，主管医生会开一些对症的药物以控制症状。不要空腹接受治疗，化疗前1小时吃一些清淡的半流食更容易耐受化疗副作用。对于多数食欲不好的患者，少量多餐好过3次大餐，每餐以6～7分饱为宜，在感觉最好、食欲最好的时候吃最多的一餐。在恶心、呕吐期间，选择淡味面包片、苏打饼干、烤馒头片等更容易耐受。若呕吐剧烈或不愿进食，则不要强迫自己进食，以免引起胃部不适，加重呕吐症状。注意持续补水，如白开水、鲜榨蔬果汁、清淡的肉汤、功能饮料等，除外食物中的水分，每天建议额外饮水8～10杯（200ml/杯），以利于体内代谢废物的排出。建议两餐间或饭前30分钟喝水，以免影响进食。饮水不足时，可通过静脉补液保证水-电解质平衡。白细胞数低的患者应注意食品卫生，禁食生食（如蔬菜沙拉、生鱼片、泡菜等）、外卖的熟食，常温放置时间超过2小时的食物需彻底加热后才能食用。

3. 化疗患者的营养管理

尤其是对消化系统化疗患者，营养不良的风险较高，建议化疗患者每个周期找临床营养师评估一次营养摄入状况，通过早期筛查、早期干预，减少营养不良发生。已经发生营养不良的患者应在主管医生或临床营养师指导下进行营养治疗。研究显示，找专业的营养师进行营养咨询并口服营养补充，有助于提高化疗患者的营养摄入，减少体重丢失、改善患者的生活质量。必要时可采用肠内肠外联合营养治疗。

（三）化学治疗合并白细胞数低患者的饮食营养原则

1. 白细胞数低的原因

白细胞是机体血液中的一类免疫细胞，是机体抗感染的"前线卫兵"，可以消灭外来的细菌、病毒等微生物及体内的一些病死细胞，其中的自然杀伤细胞还可以吞噬血液中的部分瘤细胞。除了血液和淋巴液，白细胞也广泛存在于其他组织中。肿瘤化疗可导致白细胞减少，主要原因包括抗肿瘤治疗导致合成白细胞的骨髓细胞受抑制及营养不良等。

2. 白细胞数低的临床处理

对于轻度骨髓抑制的思者，医生一般建议使用升白细胞数药物或待白细胞自然恢复再化疗。严重的白细胞数低下在临床上常见的处理办法是注射重组人粒细胞刺激因子（注射升白细胞），其机制是将骨髓中未成熟的细胞释放到血液中。然而，由于白细胞在血液中的寿命仅几个小时，因此，白细胞数升高后很快又会降下来，直到骨髓细胞功能逐渐恢复后白细胞数量才会恢复正常。

3. 白细胞数低的患者的饮食营养原则

白细胞数低的患者应在平衡膳食的基础上适量增加一些富含优质蛋白质的食物（如鸡蛋、瘦肉、牛奶制品、大豆类美食）的摄入，从而为白细胞的再生提供原料。适量多吃一些新鲜蔬果等富含抗氧化营养素食物，以平衡体内过多的自由基，减轻化疗副作用。不建议任意食用食疗偏方，如大量摄入猪蹄汤、五红汤等，以免饮食不当造成营养不良。对于营养不良患者，建议在主管医生或临床营养师的指导下适当补充营养，根据病情变化调整饮食。白细胞数低的患者一定要注意食品卫生，避免感染；尽量避免去人群集中的地方，出门时应戴口罩。

4. 大剂量化疗（干细胞移植）患者的饮食营养原则

此饮食营养原则基本同白细胞数低的患者的饮食。如食欲缺乏或无法正常进食时，可在主管医生或临床营养师指导下，采用肠内及肠外营养支持等方法来补充营养。整个大剂量化疗期间患者的饮食应清淡、细软、好消化，避免黏腻、粗硬、刺激性及过甜、过咸的食物，并注意营养合理搭配（表4-3-1）。

5. 白细胞数低的患者的食品卫生原则

大剂量化疗药物会在伤害肿瘤细胞的同时伤害健康细胞，尤其是些和肿瘤细胞一样增殖快的细胞，例如骨髓细胞、毛囊细胞、胃肠道上皮细胞等，很容易造成白细胞急剧减少，甚至降为零，导致机体无法抵御外来细菌的入侵。因此，此期间尤其要注意饮食卫生及食物的选择，应保证机体有足够的营养摄入，从而为白细胞的再生提供原料。

表4-3-1　大剂量化疗患者适宜及不合理的食物

	适宜食物	不合理的食物
高蛋白类	鸡蛋羹、巴氏或瞬时高温消毒牛奶、酸奶、肉泥丸子炖肉、豆腐、豆腐脑、蛋白粉	开水冲鸡蛋、油炸食物、肥肉及煎烤肉、动物皮及内脏、海鲜、香肠、腊肉、生牛奶、冰激凌
粮谷类	白米粥、小米粥、燕麦粥、豆粥、白面馒头、花卷、包子、软面条、疙瘩汤、白面包	糙米、玉米、大麦、全麦面包、火烧、烙饼

	适宜食物	不合理的食物
水果和蔬菜类	煮熟的嫩叶菜，如菠菜、生菜、圆白菜、娃娃菜等；去皮的瓜果，如胡萝卜、西葫芦、南瓜、西红柿、苹果、橙子等	生的蔬菜、未去皮的水果、粗纤维多的蔬菜、咸菜、泡菜
其他食物	蛋糕、饼干、藕粉、经充分蒸煮的蔬菜汁、肉汤、蔬菜汤	坚果、果脯、酒精饮料、茶、爆米花、快餐食品

（刘英华，解放军总医院第一医学中心）

◆ **参考文献**

[1] 于康，石汉平. 肿瘤患者必备营养手册·国内外肿瘤营养专家权威解读[M]. 北京：人民卫生出版社，2015.

[2] 张金坚，柳秀乖. 癌症饮食全书[M]. 北京：中国农业大学出版社，2009.

[3] 中国抗癌协会肿瘤营养专业委员会，中华医学会肠外肠内营养学分会. 中国肿瘤营养治疗指南2020[M]. 北京：人民卫生出版社，2020.

[4] Mahan L K, Stump S E, Raymond J L. 营养诊疗学（第13版）[M]. 杜寿玢，陈伟，顾景范，等. 北京：人民卫生出版社，2017.

[5] 石汉平，凌文华，李薇，等. 肿瘤营养学[M]. 北京：人民卫生出版社，2012.

[6] 曾普华. 抗癌，加强营养是基础[J]. 家庭医药，2014(03): 36-37.

[7] 余国英. 饮食护理干预改善肿瘤患者化疗时营养状况的效果分析[J]. 当代医学，2016, 22(19): 113-114.

[8] 于康，李增宁，丛明华，等. 恶性肿瘤患者康复期营养管理专家共识[J]. 营养学报，2017, 39(04): 321-326.

[9] 刘英华，张新胜. 抗癌防癌饮食一本通[M]. 北京：化学工业出版社，2017.

[10] 方玉. 肿瘤患者家庭营养指导手册[M]. 北京：北京大学医学出版社，2018.

[11] 唐国曼. 饮食护理干预对恶性肿瘤化疗患者营养状况及生活质量的影响[J]. 人人健康，2019(01): 81.

[12] 中国抗癌协会，中国抗癌协会肿瘤营养与支持治疗专业委员会，中国医生协会营养医生专业委员会，等. 肿瘤营养治疗通则[J]. 肿瘤代谢与营养电子杂志，2016, 3(01): 28-33.

[13] Robien Kim, Demark-Wahnefried Wendy, Rock Cheryl L. Evidence-based nutrition guidelines for cancer survivors: Current guidelines,

knowledge gaps, and future research directions[J]. Journal of the American Dietetic Association, 2011, 111(3): 368–375.

[14] Waterhouse C, Kemperman J H. Carbohydrate metabolism in subjects with cancer[J]. Cancer research, 1971, 31(9): 1273–1278.

[15] Legaspi Allan, Jeevanandam Malayappa, Starnes H. Fletcher, et al. Whole body lipid and energy metabolism in the cancer patient[J]. W.B. Saunders, 1987, 36(10): 958–963.

四、其他治疗

（一）肿瘤免疫治疗下的营养疗法

近年来，随着肿瘤免疫相关理论研究的深入，免疫治疗成为肿瘤手术、放化疗、分子靶向药物治疗后的另一重要治疗手段，于2013年被 *Science* 杂志评为年度10大科技突破之首。肿瘤免疫治疗包括免疫检查点治疗、过继性免疫治疗，肿瘤疫苗等，特别是免疫检查点抑制剂治疗，在多种肿瘤中均显示一定的疗效，使肿瘤治疗发生了革命性的转变。肿瘤免疫治疗的机制是通过激活自身免疫功能来抑制肿瘤细胞增殖并将其杀灭，其免疫应答的发生及其程度与宿主免疫基因、肿瘤细胞的特性及肿瘤微环境有密切关系，即需要荷瘤机体须具备一定的免疫功能，而支撑后者的物质基础就是良好的营养状况。

据统计，我国约58%左右的肿瘤患者存在中重度营养不良，对于准备接受抗肿瘤免疫治疗的患者来说，实施有效的营养代谢治疗，提高患者营养及体能状况，对于保证免疫应答反应具有一定的水平、提高免疫治疗的疗效及减少相关不良反应是非常必要的。机体免疫功能的变化与多种因素相关，专业针对营养素激活转录程序分析的营养基因组学也是需关注的重点之一。营养素通过多种方式影响肿瘤微环境进而干预肿瘤的生长、转移，如精氨酸和色氨酸水平降低，葡萄糖代谢增加、乳酸水平升高以及腺苷途径等代谢因素均会影响肿瘤微环境（tumour microenvironment，TME）内的免疫活性。由于肿瘤患者的营养不足及异常代谢状态使多数患者体内骨骼肌蛋白和内脏蛋白丢失过多，极大地影响了荷瘤机体的免疫应答功能。营养素还可通过影响肠道微生物组的组成进而对免疫功能产生较显著的影响。研究显示，特定的营养素成分例如维生素可能受营养状况影响，进而影响免疫功能。机体营养状况对维持正常生理功能及作为抗原性均有重要作用，特别是先天性和适应性肠道免疫反应，当受到食物刺激时，肠道淋巴器官可引起强烈的反应。研究显示摄入高能量的或"垃圾食品"可较健康饮食组中致炎因子IL-17（主要由Th17细胞产生）明显升高，而抗炎因子IL-10（由FOX3 + Treg细胞产生）降低，IL-10可由多种饮食结构如含维生素A和D、多不饱和脂肪酸以及多酚类诱导产出。

随着年龄的增加，机体会出现免疫衰老现象，与老年人易罹患恶性肿瘤、自身免疫疾病及病原微生物感染的发生密切相关。老年人发生以骨骼肌溶解和骨质疏松为主要表现的营养不良的风险较高，而蛋白质缺乏及体内某些微量元素的不足对于老年人免疫功能的伤害是十分严重的。研究证据提示，及时补足蛋白质、维生素A等营养素以及硒、锌等元素可有效修复机体免疫功能。益生元、益生菌和牛初乳等可恢复老年人的先天性和适应性免疫力，还可以调节肠道菌群，这些变化有助于免疫稳态，平衡Treg细胞和T17细胞之间的平衡。

源自循环的免疫细胞主要包括代表了肿瘤微环境重要组成部分的单核细胞。单核细胞可分化为肿瘤相关的巨噬细胞（tumour-associated macrophages，TAM），其密度与肿瘤进展正相关。在高度免疫原性的肿瘤中，还存在T细胞毒性（Tc）细胞，限制或破坏肿瘤的生长。但是，肿瘤细胞和TAM会产生抑制性细胞因子（例如IL-10和TGF-β），从而抑制T细胞介导的细胞毒性作用。同时，TAM表达PD-1配体，该配体与PD-1结合从而抑制Tc细胞功能。此外，TAM分泌趋化因子CCL17和CCL22，使Treg细胞和T2细胞到达肿瘤部位，从而下调了T1细胞的功能，而T1相关的细胞因子，如IL-2和IFN-γ，可使Tc和NK细胞增生，增强其功能。因此，T1功能的完整性对于Tc和NK细胞介导破坏肿瘤生长这一过程至关重要。总而言之，TAM可通过产生生长因子或释放细胞因子等促进肿瘤的发生、发展。但需注意的是，肿瘤微环境中的免疫标记物具有天然可塑性，可以通过改变各种外源性因素（例如免疫治疗）或环境相关因素（饮食和微生物群）而改变其功能。因此，正确的饮食和营养可维持机体促炎

（T17细胞介导）和抗炎（Treg细胞）机制的平衡，在肿瘤患者进行营养干预时需考虑到T17细胞和Treg细胞比例的不平衡，通过特殊的营养干预来增强免疫治疗效果。一项纳入90例存在肌少症和炎性状态实体瘤患者的研究显示，该类患者免疫治疗的OS更差，提示营养支持尤其是瘦体组织的增加及减轻机体炎性状态对于免疫治疗疗效提高具有必要性。

近年的几项研究显示，BMI指数与免疫治疗的疗效呈正相关，提示肥胖可能是免疫治疗的疗效预测因子之一。其在免疫治疗中具体作用机制尚不明确，推测可能与以下因素相关。首先，从T细胞代谢的角度来看，肥胖状态可促机体增加瘦素的产生，瘦素对TIL的代谢和功能有积极作用。其次，相对于瘦弱的患者，肥胖相关的营养过剩可能会导致肿瘤环境中葡萄糖和其他关键代谢底物的利用率更高，进而改善CD8 TIL代谢适应性。最后，可能肥胖患者TILs上PD-L1的表达增加，可以为抗PD-1抗体的结合提供更多的靶标。鉴于肥胖本身与多种肿瘤及代谢疾病的发生相关，而却又与免疫治疗的疗效呈正相关，使得肥胖对肿瘤治疗结局的影响复杂，尚需进一步研究来证实，临床上需兼顾肥胖对全因预后的影响做利弊的权衡。

肠道细菌通过影响调节Treg/Th17轴在维持肠屏障完整性、机体的免疫平衡中扮演重要角色，进而对非特异性免疫和特异性免疫，局部免疫和全身免疫均有作用。肠道一旦发生微生态失衡，出现肠黏膜通透性增加、机体感染、过度炎症反应以及T细胞亚群失衡等的几率很大，进而会破坏机体免疫系统的稳定和平衡。特异性功能菌株的存在与鉴别对预测免疫治疗效果及并发症、提高有效率和减轻免疫相关炎症等具有重要意义，是预测免疫治疗疗效的生物标记物。已经报道的可增强免疫治疗疗效的菌群有双歧杆菌、Akk菌、瘤胃菌科、产气柯林斯菌、屎肠球菌、大肠埃希菌和拟杆菌属等。基于肠道菌群对肿瘤免疫的重要影响，菌群调节治疗有望成为肿瘤免疫治疗的辅助治疗来增强其疗效，其作用机制大多与Toll样受体的激活、T细胞分化的调节、炎症因子的水平变化有关。干预菌群方式有饮食调节，益生菌和益生元的使用、菌群移植及抗生素的使用。以免疫调节为目的的肠道菌群干预，是在维持肠道微生态平衡的前提下，补充可能增强免疫功能或已被证实与肿瘤免疫相关的功能菌株及相关产物，从而提高特定肿瘤对免疫治疗的敏感性；改善肠功能与抗感染则是在机体肠道功能与免疫平衡遭到破坏的情况下，通过营养支持、菌群调节、抗感染、代谢调节等，清除病原体、恢复肠屏障功能、纠正免疫失衡。有关菌群干预影响肿瘤疗效的动物研究已有较多报道，微生态制剂有望成为对抗肿瘤的免疫增强剂，菌群移植也可能成为治疗方法之一。

综上所述，免疫治疗的有效性与荷瘤机体营养状态、肠屏障功能密切相关。特定营养代谢治疗、肠道菌群干预对于提高免疫治疗疗效及提高治疗耐受性有重要作用。

（马怀幸，李苏宜，中国科学技术大学附属第一医院）

◆ 参考文献

[1] Song C, Cao J, Zhang F, et al. Nutritional risk assessment by scored patient-generated subjective global assessment associated with demographic characteristics in 23904 common malignant tumors patients[J]. Nutr Cancer. 2019, 71(1): 50–60.

[2] Soldati L, Di Renzo L, Jirillo E, et al. The influence of diet on anti-cancer immune responsiveness[J]. J Transl Med, 2018, 16(1): 75.

[3] Hekmatshoar Y, Rahbar SY, Hosseiniyan K, et al. The impact of tumor and gut microbiotas on cancer therapy: Beneficial or detrimental?[J]. Life Sci, 2019, 233: 116680.

[4] Pawelec G. Immunosenescence and cancer[J]. Biogerontology, 2017, 18(4): 717–721.

[5] Leon-Cabrera S, Schwertfeger KL, Terrazas LI. Inflammation as a target in cancer therapy[J]. Mediators Inflamm, 2019, 2019: 1971698.

[6] Coleman MF, Cozzo AJ, Pfeil AJ, et al. Cell intrinsic and systemic metabolism in tumor immunity and immunotherapy[J]. Cancers, 2020, 12(4): E852.

[7] Bilen MA, Martini DJ, Liu Y, et al. Combined effect of sarcopenia and systemic inflammation on survival in patients with advanced stage cancer treated with immunotherapy[J]. Oncologist, 2020, 25: e528–e535.

[8] Martini DJ, Kline MR, Liu Y, et al. Adiposity may predict survival in patients with advanced stage cancer treated with immunotherapy in phase 1 clinical trials[J]. Cancer, 2020, 126(3): 575–582.

[9] Turbitt WJ, Buchta RC, Weber KS, et al. Obesity and CD8 T cell metabolism: Implications for anti-tumor immunity and cancer immunotherapy outcomes[J]. Immunol Rev, 2020, 295(1): 203–219.

[10] Frankel AE, Deshmukh S, Reddy A, et al. Cancer immune checkpoint inhibitor therapy and the gut microbiota[J]. Integr Cancer Ther, 2019, 18:

1534735419846379.

[11] 张雪莹，秦环龙. 肿瘤免疫治疗与肠道菌群关系的研究进展 [J]. 上
    海预防医学，2019, 31(10): 817−823.

（二）肿瘤靶向治疗下的营养疗法

随着肿瘤细胞学及分子生物学的发展，肿瘤的靶向治疗被越来越多的应用到恶性肿瘤的治疗中，成为继手术、放化疗后治疗恶性肿瘤的新模式。肿瘤的靶向治疗，是利用肿瘤细胞过度表达的一些标志性分子作为靶点（这些标志性分子多是肿瘤原癌基因产物或其信号传导通路），干预细胞癌变的环节，如通过抑制肿瘤细胞增殖、干扰细胞周期、诱导肿瘤细胞分化、抑制肿瘤细胞转移、诱导肿瘤细胞凋亡及抑制肿瘤血管生成等途径，达到抑制肿瘤生长或杀伤肿瘤细胞的目的。靶向药物治疗相对于放疗、化疗等传统治疗更高效、低毒，尤其对于放化疗效果不理想及失去手术机会的患者更有益。伴发了营养不良或存在营养风险的肿瘤患者，营养状况不佳会对荷瘤机体本身产生不良影响。结合考虑靶向药物不良反应的因素，肿瘤患者的营养状况不佳不仅影响其临床预后，还可能降低患者靶向药物抗肿瘤治疗的耐受性，甚至可能影响疗效。因此，需关注肿瘤患者靶向治疗的营养支持治疗。

目前，治疗前营养状况是传统化疗的重要预后因素，而营养状况在靶向治疗中的作用研究较少。2016年Park等研究发现：在表皮生长因子受体（epithelial growth factor receptor，EGFR）突变的非小细胞肺癌中，营养不良是酪氨酸激酶抑制剂（Tyrosine kinase inhibitors，TKI）靶向治疗的一个预后不良因素。研究者回顾性分析2012名非小细胞肺癌患者（630名是EGFR突变而接受TKI治疗患者），对他们治疗前的营养状况，包括贫血状况、体重指数（body mass index，BMI）、预后营养指数（prognostic nutritional index，PNI），与治疗后的风险比、无进展生存期（progression free survival，PFS）、总生存期（overall survival，OS）进行COX比例风险回归模型分析。治疗前对患者营养状况进行指标评分，贫血越重、BMI越低、PNI越低则得分越高。单因素分析显示，存在贫血、BMI低于$18.5kg/m^2$、PNI低于45的风险比（95%CI）分别为：[1.29（1.05 ～ 1.58），$P < 0.02$]、[1.98（1.28 ～ 3.06），

$P < 0.003$]、[1.57（$1.26 \sim 1.96$），$P < 0.001$]，预示这些因素治疗后PFS获益较小。多因素分析中，低BMI和PNI均是独立的危险因素。三个营养状况指标评分总和越大，观察到OS越小。故治疗前营养不良可能是非小细胞肺癌靶向治疗预后不良的因素之一，提示在靶向治疗前评估患者营养状况尤为重要。不过，现在仍缺乏有力证据证实以上这种生存期缩短与营养不良患者的靶向治疗效率低下存在直接联系，其与营养不良代谢紊乱相关性更大。

根据药物的作用靶点和性质，可将主要分子靶向药物分为几类：小分子EGFR-TKI、靶向EGFR家族的抗体、靶向淋巴抗原的抗体、靶向肿瘤细胞内信号传导通路的药物、血管内皮生长因子受体抑制剂等。其不良反应主要有：皮疹、腹泻、高血压、蛋白尿等。其中腹泻是血管内皮生长因子-酪氨酸激酶抑制剂（VEGF-TKI）的常见不良反应之一，接受VEGF-TKI的转移性肾细胞癌患者中约1/2会出现腹泻，3 ~ 4度腹泻发生率约10%。但目前腹泻原因尚不明确。Pal等评估VEGF-TKI相关性腹泻和肠道微生物群之间的关系。应用16S rRNA测序分析20例接受VEGF-TKI治疗的转移性肾细胞癌患者的粪便细菌分布情况发现，与未发生腹泻组相比，腹泻患者的肠道菌群组分中含有更高水平的拟杆菌分布，普雷沃氏菌分布较少。而且，接受VEGF-TKI的转移性肾细胞癌患者肠道中双歧杆菌属相对丰度较既往报道的健康人偏低。提示肠道微生物菌群分布的变化可能与VEGF-TKI相关性腹泻有关，但仍需大样本研究动态反映腹泻前后肠道微生物变化情况进行验证。证据显示肠道菌群可通过参与局部和全身代谢功能、炎症反应及适应性免疫反应等生理过程影响肿瘤的发生、发展及抗肿瘤治疗的疗效和不良反应。

分子靶向药物治疗肺癌诱发的肠道菌群紊乱问题日益突出，肺癌靶向治疗影响肠道正常功能，加剧肠道菌群失调，造成恶性循环。患者接受靶向治疗后益生菌和潜在致病菌均减少，即益生菌和致病菌（B/E）值下降，表明靶向治疗后肠道菌群定植抗力进一步下降，加剧肠道菌群失调。有研究指出肺癌患者在靶向治疗期间发生院内感染可能与肠道菌群失调相关，服用益生菌后会调节肠道菌群，有效降低感染发生率。EGFR-TKI治疗期间应摄入充足的水分，避免辛辣刺激的食物，满足机体100%需求量的蛋白质。饮食摄入不足的患者要积极进行人工营养干预，在专业营养师及医师指导下进行营养支持治疗，必要时可经口补充谷氨酰胺减轻肠道黏膜炎症，改善腹泻症状。

日本大阪红十字会医院Haruhiko Takeda提出：补充BCAA可能对不可切除肝癌的索拉菲尼靶向治疗具一定保护作用，有效减缓血清白蛋白降低速度，可保持肝功能储备并提高生存率和生存质量。靶向治疗期间部分患者可能出现眼部不良反应（结膜炎、干眼症、角膜炎），补充维生素、微量元素或摄取富含维生素的蔬菜水果，可减缓症状的发生。当使用抗血管生成类靶向药物时，可能会影响凝血机制和血压，增高患心血管类疾病的风险，因此应当清淡饮食、避免高油高盐。过多的食盐摄入，加重心血管负担的同时，会增加水分在体内潴留，进而会对肾脏造成损害。脂肪摄入应避免反式脂肪酸，应当尽量选择富含不饱和脂肪酸的"好油脂"食物来源，如深海鱼类、亚麻籽、坚果等。对于使用表皮生长因子抑制剂类药物，出现口腔黏膜炎、皮疹时，需多食用富含维生素的食物，如绿叶蔬菜、水果等。表皮生长因子抑制剂类药物往往会引发腹泻、口腔溃疡；抗血管生成类靶向药物往往与恶心呕吐、反酸、胃肠溃疡有关。选择易于消化的菜谱，进食时应当细嚼慢咽。靶向治疗期间应予以补充增强免疫力、改善肠道微生态环境的营养制剂，如ω-3、精氨酸、核苷酸等，提高机体免疫力，改善营养状态。补充益生菌，可改善肠道微生态环境，减少细菌移位，减轻胃肠黏膜损伤。补充谷氨酰胺可减轻患者肠道炎症反应。同时补充微量元素、脂溶性维生素等亦有助于增强抵抗力，减轻不良反应的发生。

（吴丹，李苏宜，中国科学技术大学附属第一医院）

◆ 参考文献

[1] Park S, Keam B, Lee SH, et al. Nutritional status in the era of target therapy: Poor nutrition is a prognostic factor in non-small cell lung cancer with activating epidermal growth factor receptor mutations[J]. Korean J Intern Med. 2016; 31(6): 1140-1149.

[2] 聂志华, 龙梦娟, 付振明. 环境因素影响肿瘤靶向治疗的研究进展[J]. 肿瘤代谢与营养电子杂志, 2016, 3(4): 265-269.

[3] Pal SK, Li SM, Wu X, et al. Stool bacteriomic profiling in patients with metastatic renal cell carcinoma receiving vascular endothelial growth factor tyrosine kinase inhibitors[J]. Clin Cancer Res, 2015(21): 5286-5293.

[4] Maier L, Pruteanu M, Kuhn M, et al. Extensive impact of non-antibiotic drugs on human gut bacteria[J]. Nature, 2018(555): 623-628.

（三）肿瘤介入治疗下的营养疗法

肿瘤介入治疗是在20世纪80年代发展起来的新兴抗肿瘤治疗方法，因其微创、安全、有效等优点，目前已是肿瘤治疗的重要方法之一。肿瘤介入治疗临床主要用于肿瘤侵犯脏器局部动脉注入化疗药或栓塞剂，和/或向受压空腔脏器植入支架等操作，包括对肿瘤本身的治疗（肿瘤病灶供血管栓塞术、病灶灭能术、动脉灌注化疗术、介入性局部近距离放疗）和肿瘤并发症治疗（梗阻造成的腔道闭塞引起液体贮留、梗阻造成的腔道闭塞引起生理功能障碍、瘘道形成者、肿瘤本身引起血管闭塞、梗阻高凝状态引起血管闭塞、肿瘤本身或治疗中引起的出血、腹水、疼痛、骨骼转移）。

肿瘤患者的不佳营养代谢状况除了直接影响生存质量外，还与肿瘤介入治疗的效果和不良反应直接相关。因肿瘤组织明显的能量-营养素代谢异常，以及病灶局部占位压迫作用、和抗肿瘤治疗（包含肿瘤介入治疗）副作用，营养不良及代谢紊乱在恶性肿瘤患者中发生率较高，导致能量-营养素摄入不足和吸收不良或消耗增加，表现为机体能量消耗增加、骨骼肌及内脏蛋白消耗、脂肪动员增加、碳水化合物代谢异常和水电解质失衡等，致使约40% ~ 80%的肿瘤患者存在不同程度的营养不良及代谢紊乱，甚至出现典型的恶液质状态，在临床上往往表现为患者体重丢失以及机体多脏器功能损害。这样的状态既增加介入治疗相关不良反应的发生率，又可降低介入治疗疗效。同时肿瘤病灶浸润、转移，侵犯消化道，可加重机体对营养物质的消化与吸收，严重影响患者的预后。抗肿瘤综合治疗需要重视患者远期生存，关注患者生存质量及营养代谢状态的维护。目前的观点认为，对肿瘤患者作营养评估后，予以针对性营养支持治疗，可减少患者不适感，提升生活质量。

作为新的抗肿瘤治疗方法的介入疗法，已被临床广泛用于治疗肿瘤疾病和延长患者生命，是不可手术切除肝癌等非手术适应证肿瘤的主要替代治疗方法。肝脏是机体最为重要的营养代谢器官之一，肝脏的基础病变会导致营养物质代谢异常、消化吸收障碍、蛋白合成能力下降，加之肿瘤本身的消耗，严重影响肿瘤患者的营养状况。肝癌患者的营养代谢紊乱较肺癌、乳腺癌等非消化系统恶性肿瘤患者更为常见和严重。在实施肝动脉介入化疗等治疗前，原发性肝癌患者普遍存在营养不良风险，有的甚至已经处于营养不良的状态，对于这样的患者进行恰当的营养代谢治疗以改善患者的营养状况，可提高患者对于肿瘤治疗的耐受性。术前应鼓励那些能正常进食但不能满足日常能量需要的患者接受口服医学食品的营养干预等肠内营养治疗。鉴于介入治疗通常仅需局部麻醉，为了避免患者过早进入分解代谢状态，不推荐术前长时间禁食，禁食时间一般推荐4～6小时。

对于不可切除肝脏恶性占位性病变，肿瘤介入治疗方法主要有局部肿瘤病灶供血血管的栓塞术、消融术、向肿瘤灶供血血管灌注化疗药物、介入性局部近距离放疗等。在上述各种治疗术后，因化疗药物注射及栓塞后引起的不同程度反应，会出现恶心、呕吐、腹痛、发热、肝功能损害、顽固性呃逆等不适症状和体征，导致能量营养素摄入减少、消耗增加，可使营养状况恶化加剧，对患者身心造成很大影响。研究报道，原发性肝癌患者介入治疗后短时期内处于应激状态，存在糖利用障碍和负氮平衡，手术对患者产生明显的营养不良和免疫功能低下等全身影响；营养代谢治疗可以有效缓解肿瘤患者此时的负氮平衡等代谢紊乱的状态和有助于维护机体良好的营养状况，维持重要器官功能，减少治疗相关并发症。

因肿瘤疾病进展导致或抗肿瘤治疗并发症引起，会使一些患者出现空腔脏器瘘，或者消化道、胆道等的梗阻或狭窄，如食管癌术后吻合口狭窄、食管癌术后吻合口瘘等。因其结构的特殊性，对于不能进食或胆道阻塞者则采用支架梗阻局部置入疏通的方法，或者行空肠营养管置入来解决营养供给问题或胆道梗阻问题。对食管癌术后吻合口瘘的患者而言，导致食管瘘的原因众多，严重程度各异，但是所有的患者都存在两个问题：其一，长期不能进食导致的营养不良；其二，食物或反流物导致的肺部感染。营养不良可降低机体抵抗力，不利于感染控制，持续的感染又可加重机体对营养物质的消耗，此二者互相促进，导致患者向恶化方向进展。因此，营养支持已成为食管瘘治疗中首要解决的问题，只有患者得到充足的营养支持，机体才有能力去修复瘘口，抵御感染。营养支持的途径包括肠内营养和肠外营养，对于食管瘘患者，其胃肠道具有完整的功能，实施肠内营养是最佳的选择。但是必须保证营养剂不接触食管和胃，防止营养剂直接通过瘘口进入胸腔或气管，以及胃内营养剂反流刺激瘘口。这种情况下可采用导丝引导下的冲洗管及空肠营养管放置术，建立早期肠内营养；对于合并有纵隔脓肿的患者在行胸腔闭式引流的同时，可采用导丝引导下脓腔置放引流导管，以及以生物胶填塞窦腔，然后置入暂时性蘑菇状内支架治疗，阻断瘘口，达到治疗目的。

总之，营养代谢治疗因其具有维持或改善肿瘤患者营养状况，降低抗肿瘤治疗副作用，提高抗肿瘤治疗的耐受性，改善肿瘤生活质量等优势，已成为肿瘤患者抗肿瘤治疗期间的不可或缺的支持治疗手段。在肿瘤介入治疗的围手术期，应规范做好营养风险筛查和营养状态的评估，合理实施营养代谢治疗，可以有效提升治疗效果和治疗的耐受性。并可有效保护肠黏膜屏障的完整性、降低肠源性感染的发生率。研究提示：应激发生的早期，即使补充大量能量及含氮物质也不能避免或逆转负氮平衡状态，填鸭式的补充营养反而会加重代谢紊乱，产生不良后果，因此，需联合代谢调理治疗，包括抗炎性因子、免疫营养素等治疗，以期最大程度减少患者的介入术后并发症，只有这样才能促进患者术后康复和延长其生存时间。

（李世伟，李苏宜，中国科学技术大学附属第一医院）

◆ 参考文献

[1] 葛月梅. 肿瘤患者营养风险筛查 - 营养不足及营养支持现状调查 [J]. 中国药物与临床，2018, 18(04): 594-596.

[2] 李苏宜. 肿瘤营养治疗新理念 [J]. 中国医学前沿杂志 2016, 8(1): 4-7.

[3] Mattox TW. Cancer cachexia: Cause, diagnosis, and treatment[J]. Nutr Clin Pract, 2017, 32(5): 599-606.

[4] 李世伟，马怀幸，李苏宜. ω-3多不饱和脂肪酸治疗癌性恶病质系统评价及荟萃分析 [J]. 肠外与肠内营养，2017, 24(1): 28-32.

[5] 李国立，相小松. 胃癌病人围手术期营养支持治疗 [J]. 中国实用外科杂志，2018, 38(03): 278-281.

[6] Arends J. Nutrition in cancer: Effective in prevention and treatment? [J]. Dtsch Med Wochenschr, 2017, 142(12): 889-895.

[7] 于康，周晓容，郭亚芳等. 恶性肿瘤住院患者营养风险和营养不足发生率及营养支持应用状况调查 [J]. 肿瘤学杂志，2011, 17(6): 408-411.

[8] 叶胜龙. 原发性肝癌介入治疗的现状及评价 [J]. 中华肝脏病杂志，2002, 10(3): 165-166.

[9] 易佳盛，张吉翔，王静，董卫国. 肝癌患者营养不良的原因及其营养治疗 [J]. 肿瘤代谢与营养电子杂志，2015, 2(3): 73-76.

[10] Smith RJ. Nutrition and metabolism in hepatocellular carcinoma. Hepatobiliary Surg Nutr, 2013, 2(2): 89-96.

[11] 李家平，卢鸣剑. 重视肝癌介入治疗围手术期患者的营养治疗 [J]. 肿瘤代谢与营养电子杂志，2017, 4(1): 21-25.

[12] de Baere T, Arai Y, Lencioni R, et al. Treatment of liver tumors with lipiodol TACE: Technical recommendations from experts opinion. Cardiovasc InterventRadiol, 2016, 39(3): 334-343.

[13] 张伟，李国立，黎介寿. 胃肠道恶性肿瘤病人的围手术期营养支持

治疗 [J]. 肠外与肠内营养，2016, 23(06): 326-328.

[14] 徐阳，臧爽，陈路锋，等. Logistic回归及ROC曲线综合评价血生化指标对肝癌TACE术后发热的预测价值 [J]. 介入放射学杂志，2013, 22(6): 513-517.

[15] Schütte K, Schulz C, Malfertheiner P. Nutrition and hepatocellular cancer. Gastrointestinal Tumors, 2016, 2(4): 188-194.

[16] Muscaritoli M, Arends J, Aapro M. From guidelines to clinical practice: A roadmap for oncologists for nutrition therapy for cancer patients. Adv Med Oncol, 2019, 11(1): 1-14.

[17] Shamji FM, Inculet R. Management of malignant tracheoesophageal fistula. Thorac Surg Clin, 2018, 28(3): 393-402.

[18] Saha SK, Lee SB, Won J, et al. Correlation between oxidative stress, nutrition, and cancer initiation. Int J Mol Sci, 2017, 18(7): 1544.

[19] 刘俊，葛圣金. 应激状态下的营养治疗 [J]. 国际麻醉学与复苏杂志，2012, 33(8): 543-546.

第五章
不同部位肿瘤患者的营养支持治疗

一、胃癌的营养支持治疗

（一）概述

胃癌（gastric carcinoma）是指原发于胃的上皮源性恶性肿瘤。全球每年新发胃癌病例约120万，中国约占其中的40%。在我国胃癌发病率仅次于肺癌居第二位，死亡率排第三位。我国早期胃癌占比很低，仅约20%，大多数发现时已是进展期，总体5年生存率不足50%。近年来随着胃镜检查的普及，早期胃癌比例逐年增高。

所有的肿瘤都会在不同程度上影响营养素的摄入和（或）利用，从而造成营养不良。不同肿瘤营养不良的发生率不同，大体上说消化系统肿瘤高于非消化系统肿瘤，上消化道肿瘤高于下消化道肿瘤。胃癌患者营养不良的原因主要有：① 疾病本身导致的厌食、抑郁相关性厌食使食物摄入减少。在所有肿瘤中，胃癌引起的厌食、早饱感发生率最高。② 机械性因素造成的摄入困难。③ 化疗药物毒性引起的吸收和消化障碍。④ 合并有分解代谢增加的因素，如感染或手术治疗。同期放化疗具有吸烟、饮酒嗜好的胃癌患者，在粒细胞下降时容易发生局部感染。⑤ 胃手术特有的影响：在所有胃肠道手术中，以胃手术的并发症最多，对营养与代谢的影响最大，持续时间最长。临床上，营养不良是胃癌患者的常见问题。15%

的患者在诊断初期即有体重减轻。

胃癌患者发生营养不良的原因及机制复杂，与肿瘤本身的特点及抗肿瘤治疗对机体的影响有关。恶性肿瘤导致摄食中枢功能障碍，手术、放化疗等抗肿瘤治疗导致的疼痛、恶心、呕吐、焦虑、抑郁等，引起厌食和早饱，影响营养物质的摄入。同时，肿瘤患者的营养物质代谢特点不同于非肿瘤患者，碳水化合物代谢异常、蛋白质转化率增加、脂肪分解增加、脂肪储存减少、肌肉及内脏蛋白质消耗、瘦体重减轻、水电解质紊乱、能量消耗改变等，均会诱发和加重营养不良。

与所有营养不良一样，胃癌相关性营养不良带来的负面影响也体现在机体及功能两个层面。它会削弱放化疗的疗效，增加药物不良反应风险、术后并发症和院内感染的机会以及各种并发症的发生率和病死率，降低骨骼肌质量和功能以及患者的生活质量，延长住院时间，增加医疗费用。营养不良还会限制胃癌患者治疗方案的选择，使得他们不得不选择一些非最优或者不恰当的治疗方案。总之，营养不良与预后不良密切相关。对于接受肿瘤手术切除的胃癌患者和接受姑息治疗的胃癌患者来说，充足的营养支持是必不可少的。营养不良的胃癌患者面临着更大的风险，包括更高的并发症发生率和更低的生存率。因此，营养不良在胃癌的治疗中显得尤为重要。

（二）营养代谢特点

胃癌也是一种代谢相关性疾病，其营养代谢特点包括：

1. 能量代谢异常

一些调查报道显示，癌症患者能量代谢需要比正常代谢高10%。但亦有报道认为未见有明显差别。然而癌症患者的体重下降较明显，除摄入减少的原因外，消耗的增加亦是不能忽视的一个方面。

2. 糖类代谢异常

有氧糖酵解增强，葡萄糖摄取和消耗增加，主要表现为葡萄糖的氧化和利用降低，葡萄糖转化增加，胰岛素抵抗和胰岛素分泌相对不足。

3. 脂代谢异常

癌症患者有大量蛋白质的丧失、应激和肿瘤本身释放的脂溶因素可使脂肪分解作用增加，合成降低，血清脂蛋白脂酶活性降低，出现高脂血症，主要表现为血浆脂蛋白、甘油三酯和胆固醇升高，外源性脂肪利用下降，脂肪动员增加。

4. 蛋白质代谢异常

癌症患者体内蛋白质的转换率增加。肝蛋白质合成增加，肌肉中的蛋白质合成降低。主要表现为骨骼肌不断降解，体重下降，内脏蛋白质消耗和低蛋白血症，血浆支链氨基酸含量下降。

5. 维生素代谢异常

患者血浆中可见到抗氧化营养素下降，如 β -胡萝卜素，维生素C、E等。此外，其他维生素如维生素B_{12}在胃癌患者血浆中含量降低，叶酸亦有降低。

6. 微量元素代谢异常

癌症患者大多都有血硒含量的降低和锌含量的降低，同时可见到抗氧化能力降低和细胞免疫功能的下降。胃癌患者还可见到血钴和血锰含量的下降。

（三）营养筛查与评估

正确评定每个肿瘤患者的营养状况，筛选出具备营养治疗适应证的患者，及时给予治疗。为了客观评价营养治疗的疗效，需要在治疗过程中不断进行再评价，以便及时调整治疗方案。目前临床上常用的营养筛查与评估工具包括：营养风险筛查2002（nutritional risk screening 2002, NRS-2002）、主观整体评估（subjective global asscssment, SGA）、患者主观整体评估（patient-generated subjective global assessment, PG-SGA）、微型营养评估（mini nutritional assessment，MNA）、营养不良通用筛查工具（malnutrition universal screening tools，MUST）等。

所有肿瘤患者入院后应该常规进行营养评估，以了解患者的营养状况，从而确立营养诊断。

现阶段应用最广泛的恶性肿瘤营养风险筛查工具为营养风险筛查2002（NRS-2002）及患者主观整体评估（PG-SGA）。NRS评分＜3分者虽暂时没有营养风险，但应在其住院期间每周筛查一次。NRS评分≥3分者具有营养风险，需要根据患者的临床情况，制订基于个体化的营养计划，给予营养干预。

PG-SGA评分0～1分时不需要干预措施，治疗期间保持常规随诊及评价。PG-SGA评分2～3分由营养师、护师或医师进行患者或患者家庭教育，并可根据患者存在的症状和实验室检查的结果进行药物干预。PG-SGA评分4～8分由营养师进行干预，并可根据症状的严重程度，与医师和护师联合进行营养干预。PG-SGA评分9分亟需进行症状改善和（或）同时进行营养干预（图5-1-1）。

询问病史、体格检查及部分实验室检查有助于了解胃癌患者营养不良发生的原因及严重程度，以对患者进行综合营养评定。

营养风险筛查及综合营养评定应与抗肿瘤治疗的影像学疗效评价同时进行，以全面评估抗肿瘤治疗的受益。

（四）营养支持治疗

胃癌患者的营养治疗是综合治疗的重要组成部分，应从疾病确诊开始，在多学科团队（multiple disciplinary team，MDT）讨论时参与治疗方案的制订和调整，贯穿抗肿瘤治疗的全过程。胃癌综合治疗方案的制订和优化依赖多学科协作，除手术、放化疗、靶向治疗等抗肿瘤治疗手段之外，营养治疗也是胃癌综合治疗的重要组成部分，是一线治疗。营养不良

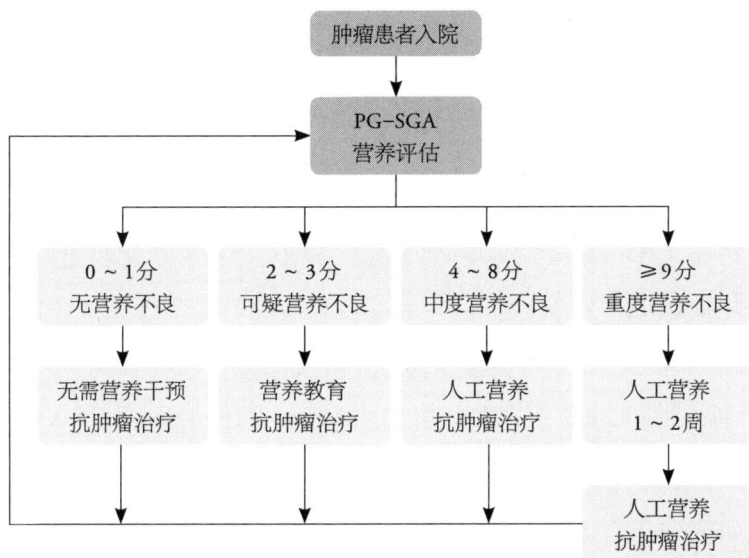

图5-1-1 中国抗癌协会肿瘤营养专业委员会推荐的肿瘤营养治疗临床路径

会严重影响患者对治疗的耐受性和疗效，增加不良反应和治疗并发症，影响抗肿瘤治疗方案的顺利实施。通过营养治疗，包括饮食指导、改善摄食、经口营养补充和人工营养支持，为机体提供充足的营养底物，防止营养状况的进一步恶化，帮助患者更加安全地接受抗肿瘤治疗。

1. 能量和蛋白质需求

胃癌患者能量摄入应尽量接近实际消耗，保持能量平衡，避免能量不足或喂养过度。若条件允许，推荐采用间接测热法对患者静息能量消耗进行测定。若无法测定患者的能量消耗值，也可采用体重公式进行估算，按照25～30kcal/（kg·d）来计算能量的目标需要量，但需要根据患者的年龄、活动量、应激水平、肝肾功能等情况进行校正和调整，理想的实际补充量应达到目标需要量的80%左右。对于长期营养不良的患者，营养治疗应循序渐进，监测电解质及血糖水平，警惕再喂养综合征的发生。患者术后早期受手术创伤、炎症等刺激，处于应激状态，允许相对低能量供能〔15～25kcal/（kg·d）〕，利于降低感染相关并发症的发生率。

充足的蛋白质供应对胃癌患者十分重要，充足的能量和蛋白质摄入可明显降低危重患者的死亡风险。ESPEN推荐对恶性肿瘤患者按照1.0 ~ 2.0g/（kg·d）补充蛋白质。胃癌手术患者围手术期推荐按照1.2 ~ 1.5g/（kg·d）计算蛋白质需要量。接受大型手术的患者或处于重度应激反应的患者对蛋白质的需求量更高，围手术期按照1.5 ~ 2.0g/（kg·d）补充蛋白质，并根据患者实际情况适当调整。

非荷瘤状态下三大营养素的供能比与健康人相同，为碳水化合物50% ~ 55%，脂肪25% ~ 30%，蛋白质15%；荷瘤患者应该减少碳水化合物在总能量中的供能比，提高蛋白质、脂肪的供能比。按照需要量100%补充矿物质及维生素，根据实际情况可调整其中部分微量营养素的用量。

2. 营养不良的五阶梯治疗模式

营养不良的规范治疗应该遵循五阶梯治疗原则：首先选择营养教育，然后依次向上晋级选择口服营养补充（oral nutritional supplements，ONS）、全肠内营养（total enteral nutrition，TEN）、部分肠外营养（partial parenteral nutrition，PPN）、全肠外营养（total parenteral nutrition，TPN）。参照ESPEN指南建议，当下一阶梯不能满足60%目标能量需求3 ~ 5天时，应该选择上一阶梯（图5-1-2）。

3. 营养治疗途径

胃癌患者营养治疗的途径同样包括肠内营养（口服、管饲）及肠外营养（静脉）。口服是生理的途径，是第一选择。胃癌患者围手术期、围放疗期、围化疗期等治疗期间乃至家居期间营养治疗首选口服营养补充（ONS），必要时辅以静脉途径补充口服（日常饮食＋ONS）摄入的不足部分，如部分肠外营养（PPN）或补充性肠外营养（SPN）。

任何情况下，只要肠内途径可用，应优先使用肠内营养。手术后应尽早（24小时内）开始肠内营养。术后患者推荐首选肠内营养，鼓励患者尽早恢复经口进食。对于能经口进食的患者推荐口服营养支持；对不能早期

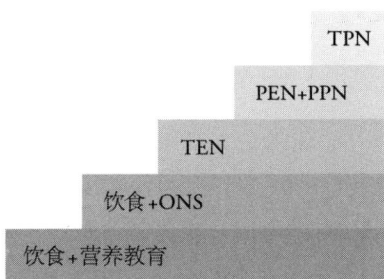

图5-1-2　营养不良患者营养干预五阶梯模式

进行口服营养支持的患者，应用管饲喂养，胃癌患者推荐使用鼻空肠管行肠内营养。

补充性肠外营养（SPN）给予时机：NRS-2002 ≤ 3分或NUTRIC ≤ 5分的低营养风险患者，如果EN未能达到60%目标能量及蛋白质需要量超过7天，启动SPN支持治疗；NRS-2002 ≥ 5分或NUTRIC ≥ 6分的高营养风险患者，如果EN在48 ~ 72小时内无法达到60%目标能量及蛋白质需要量，推荐早期实施SPN。当肠内营养的供给量达到目标需要量60%时，停止SPN。

4. 营养治疗评价

营养干预的疗效评价指标分为三类：① 快速变化指标：为实验室参数，如血常规、电解质、肝功能、肾功能、炎症参数（IL-1、IL-6、TNF、CRP）、营养套餐（白蛋白、前白蛋白、转铁蛋白、视黄醇结合蛋白、游离脂肪酸）、血乳酸等，每周检测1 ~ 2次。② 中速变化指标：人体测量参数、人体成分分析、生活质量评估、体能评估、肿瘤病灶评估（双径法）、PET-CT代谢活性。每4 ~ 12周评估一次。③ 慢速变化指标：生存时间，每年评估一次。

（孙洁，姚颖，华中科技大学附属同济医院）

◆ 参考文献

[1] 李子禹，闫超，李沈 . 胃癌围手术期营养治疗中国专家共识（2019 版）. 中国实用外科杂志，2020. 40(2): 145–151.

[2] 国家卫生健康委员会 . 胃癌诊疗规范（2018年版）[J]. 中华消化病 与影像杂志电子版，2019, 9(3): 118–144.

[3] 中国抗癌协会 . 肿瘤营养治疗通则 [J]. 肿瘤代谢与营养电子杂志， 2016, 3(1): 34–39.

[4] 石汉平，李苏宜，王昆华，等 . 胃癌患者营养治疗指南 [J]. 肿瘤代 谢与营养电子杂志，2015, 2(2): 43–46.

[5] 陈公琰，王昆华，齐玉梅，等 . 营养不良的五阶梯治疗 [J]. 肿瘤代 谢与营养电子杂志，2015, 2(1): 29–33.

[6] 杨眉，陈誉，王晓杰，等 . NRS–2002和PG–SGA在晚期胃癌化疗 患者中的应用 [J]. 肿瘤代谢与营养电子杂志，2016, 3(1): 51–54.

二、结直肠癌的营养支持治疗

2018年中国国家癌症中心发布的全国癌症统计数据显示，我国结直肠癌（colorectal cancer，CRC）每年发病约37万例，占恶性肿瘤发病率的第3位。就世界范围来看，其分布在不同国家有明显差异：欧美等发达国家发病率较高，而非洲、东南亚地区发病率较低。中国许多地区，尤其是经济发达的城市，由于生活水平提高，生活和饮食习惯西化，结直肠癌发病率有明显上升趋势。目前，已有结直肠癌术前营养状况调查发现，有50%的患者术前即出现体重丢失，约20%患者术前已存在营养不良。而体重明显丢失（＞3kg）患者病死率较体重丢失不明显组上升2倍。良好的营养干预和治疗不仅可以提高患者对手术的耐受度，还可以降低手术并发症发生率，节约住院花费，缩短住院时间。因此，对于营养不良的结直肠癌患者需要给予科学、规范的营养治疗。

（一）发病风险

目前普遍认为，结直肠癌的发生是饮食、环境、生活方式和遗传因素共同作用的结果。大量研究证实，超重/肥胖、膳食结构不合理（缺乏水果蔬菜、经常食用红肉和加工肉）、过量饮酒、缺少体育锻炼、久坐生活方式、吸烟以及遗传因素等是结直肠癌发病的高风险因素。其中饮食因素是至关重要的危险因素，通过改变饮食和生活习惯，能有效降低结直肠癌的发生风险，如美国结直肠癌的发病率已从1976年的60.5人/10万下降到2005年的46.4人/10万。

（二）营养问题

结直肠癌患者往往早期缺乏特异性症状，部分早期癌和几乎所有中、晚期结直肠癌患者可出现便血、排便习惯改变、腹痛、体重下降、贫血、甚至发生肠梗阻。在临床手术和放化疗治疗过程中，往往出现以下营养问题：

1. 腹痛或排便习惯改变

超过90%的腹腔手术患者都会发生一定程度的腹腔粘连，主要表现为腹痛或腹部不适，便秘或腹泻等排便习惯的改变。化疗或腹部放疗的胃肠道不良反应也可导致患者出现痉挛性腹痛、腹泻等，严重影响营养素的摄入、消化及吸收。部分患者会出现慢性放射性肠炎，甚至发生慢性肠梗阻或肠瘘等并发症，而这一系列并发症又促进和加重了营养不良的发生和发展。

2. 恶心、呕吐

临床上治疗结直肠癌主要采用以手术为主的综合治疗，胃肠手术后恶心、呕吐的发生率高达70%～80%。化疗常见的不良反应为胃肠道的毒性，可导致黏膜炎、口腔干燥、恶心、呕吐等。腹部放疗可通过直接和间接的方式损伤肠道黏膜屏障功能，导致恶心、呕吐等症状。

3. 营养不良

结直肠癌患者易出现营养不良。大多数患者早期症状不明显，发现时已属中晚期，因此营养不良的发生率较高，增加了术后的并发症和病死率。有研究报道，50%结直肠癌患者可出现体重丢失，20%结直肠癌患者出现营养不良。2015年美国外科医师协会与国家外科质量改善项目（ACS-NSQIP）报道，结直肠癌患者术后病死率与术前低白蛋白血症、低体重指数（BMI < 18.5kg/m²）显著相关。

（三）营养原则

结直肠癌高危人群应改善生活和饮食习惯，控制总能量摄入，维持标准体重，避免超重或肥胖。研究表明，膳食纤维可被人体肠道菌群分解，产生短链脂肪酸，从而降低肠道pH，还可增加粪便量，从而改善肠道内环境，减少结直肠癌发病风险。因此，应提倡科学的饮食结构，适当增加富含膳食纤维和维生素的蔬菜和水果的摄入。同时，高危人群应减少高脂食物的摄入，适当增加饮水量，避免吸烟、过量饮酒、久坐等不良生活习惯。对于手术和放化疗患者应注意以下营养原则：

1. 能量

对于进食情况、营养状况良好的超重或肥胖结直肠癌患者，应注意控制体重和减肥，减少能量摄入。对于进食情况较差、具有营养风险或者营养不良患者，则应尽早开始肠内营养或肠外营养治疗。

2. 脂肪

脂肪摄入量应控制在总能量的30%以下，其中不饱和脂肪酸和饱和脂肪酸的比例为2∶1，尤其要注意补充深海鱼等富含ω-3多不饱和脂肪酸的食物。

3. 蛋白质

没有营养性贫血的患者以禽、鱼虾、蛋、乳和豆类为蛋白质主要来源，减少红肉摄入，尤其是加工红肉，如热狗、腊肠、香肠、熏肉、火腿及午餐肉等。

4. 膳食纤维

术后早期患者可选用富含可溶性膳食纤维的食物或医用食品。膳食恢复正常后，可适当增加膳食纤维摄入量，少选用精制食物。一般来说，每100g的食物里膳食纤维含量高于2g的都是高纤维食物，植物性食物是纤维素的主要来源，在蔬菜、水果、豆类、粗粮、菌藻、坚果类的食物中含量较多。

5. 维生素

大量临床研究、动物研究及分子生物水平研究均证实，维生素D是结直肠癌的保护因素，可抑制结直肠癌的发生发展，因此，结直肠癌患者应多晒太阳，并有意识补充富含维生素D的食物，如肝、乳制品等。充足的维生素摄入是保障肠道健康的重要因素，维生素缺乏的结直肠癌患者应注意适当补充。

6. 益生菌和益生元

肠道菌群失调导致局部环境内稳态失衡，从而引起肠道对于有毒化学物吸收增加被认为是结直肠癌的重要发病机制。双歧杆菌、乳酸杆菌等肠道有益菌能够与肠道黏膜结合形成生物学屏障，保护肠道不受生物、化学因素的侵袭，同时还可以调节机体免疫因子，从而达到防癌作用。益生元作为益生菌的消化底物，可以在体内促进肠道有益菌的生长和繁殖，改善肠道微生态，进而提高免疫力。

7. 水

足量饮水可以减少肠道疾病。一项病例对照研究发现，水的摄入量与结直肠癌发病之间有着较强的负剂量－反应关系，即水摄入量越多，结直肠癌的发病风险越小。

（四）营养治疗

对于营养状况良好的结直肠癌患者，可在营养师的指导下选择科学、合理的治疗膳食。如NRS-2002营养风险评分≥3分或营养不良患者，应立即启动肠内或肠外营养。

1. 治疗膳食

对于结直肠癌保肛术后营养状况良好的稳定期患者，应减少富含饱和脂肪酸和胆固醇的食物摄入，适当增加膳食纤维摄入，防止体重超重和肥胖。食物多样化，适当增加大豆制品、新鲜的深色蔬菜、新鲜水果、酸奶等健康食物。足量饮水，可以选择白开水或淡茶等。避免食用肥腻、辛辣、刺激性食物，以及腌制、烟熏和油炸食物。对于肠造口患者，应尽量减少易产气食物的摄入，如黄豆、牛奶、白萝卜、洋葱、韭菜、大蒜等。

对于中重度营养不良同时伴有便血的结直肠癌患者，应注意给予少渣、高蛋白半流质饮食，每天能量目标需要量可高达40～50kcal/kg，蛋白质为1.5～2.0g/kg，以增加营养，提高机体的免疫功能。

2. 肠内营养（enteral nutrition，EN）

当治疗膳食不能达到营养目标量60%持续3～5天时，有消化道功能的结直肠癌患者可以结合临床实际情况选择口服营养补充（oral nutritional supplements，ONS）和（或）管饲（enteral tube feeding，ETF）。根据《结直肠癌围手术期营养治疗中国专家共识》（2019版），结直肠癌患者总能量按照25～30kcal/（kg·d）提供，蛋白质目标需要量为1.0～1.5g/（kg·d）。对于中重度营养不良的结直肠癌患者，可适当提高营养治疗配方中脂肪供能的比例，增加膳食能量密度，补充生理需要量的维生素及微量元素。

3. 肠外营养（parenteral nutrition，PN）

根据《中国肿瘤营养治疗指南》（2015版）营养不良的五阶梯治疗原则，如果肠内营养不能满足营养目标量60%持续3～5天，则建议加用补充性肠外营养（supplemental parenteral nutrition，SPN）。如患者出现完全性肠梗阻、严重吻合口漏、肠功能衰竭等EN绝对禁忌证，则由临床医生、营养师和护士共同组成的营养支持小组根据患者的具体病情和病程，制订个体化全肠外营养方案，启动全肠外营养（total parenteral nutrition，TPN）治疗。

（郑璇，海军军医大学第一附属医院）

◆ 参考文献

[1] 中国抗癌协会肿瘤营养与支持治疗专业委员会. 中国肿瘤营养治疗指南（2015版）[M]. 北京：人民卫生出版社，2017.

[2] Thanikachalam K, Khan G. Colorectal Cancer and Nutrition[J]. Nutrients, 2019, 11(1): E164.

[3] 徐波，陆宇晗. 肿瘤专科护理[M]. 北京：人民卫生出版社，2018.

[4] 中华医学会外科学分会结直肠外科学组，中华医学会外科学分会营养支持学组，中国医师协会外科医师分会结直肠外科医师委员会. 结直肠癌围手术期营养治疗中国专家共识（2019版）[J]. 中国实用外科杂志，2019, 39(6): 533-537.

[5] Tang R, Wang JY, Lo SK, et al. Physical activity, water intake and risk of colorectal cancer in Taiwan: A hospital-based case-control study[J]. Int J Cancer, 1999, 82(4): 484-489.

[6] Song M, Zhang X, Meyerhardt JA, et al. Marine ω-3 polyunsaturated fatty acid intake and survival after colorectal cancer diagnosis. Gut, 2017, 66(10): 1790-1796.

[7] 张励倩，陈波，厉曙光，等. 结直肠癌膳食因素的病例对照研究[J]. 营养学报，2011, 33(2): 204-206.

[8] Tang R, Wang JY, Lo SK, et al. Physical activity, water intake and risk of colorectal cancer in Taiwan: A hospital-based case-control study[J]. Int J Cancer, 1999, 82(4): 484-489.

[9] 蔡东联，糜漫天. 营养师必读（第4版）[M]. 北京：科学出版社，2019.

三、胰腺癌的营养支持治疗

胰腺癌（pancreatic cancer，PC）是一种恶性程度极高的消化系统肿瘤，是男性和女性癌症死亡的第七大主要原因。其侵袭性很强，癌症早期即可有远处转移，发病隐匿，早期诊断困难，手术切除率较低并且对传统的放化疗不敏感，因此预后极差。世界卫生组织国际癌症研究机构（IARC）发布的GLOBOCAN 2018报告显示，死亡病例数量（432 000）与新发病例数量（459 000）几乎相同，平均5年生存率仅为7%左右。中国胰腺癌导致的死亡在癌症相关死亡中占比在过去10年中增加了9%，并且随着中国居民生活方式和饮食习惯的改变以及人口老龄化的加速，这一比例急剧增长。胰腺癌患者常出现以体重减轻为特征的营养不良。超过80%的胰腺癌患者在诊断时就出现了明显的体重减轻，并且随着时间的推移会出现严重的恶病质。营养不良会延长胰腺癌患者住院时间，增加并发症风险，缩短患者生存时间。

（一）发病风险

胰腺癌的具体病因和发病机制尚未完全阐明，可能与长期吸烟、饮酒、高脂低膳食纤维饮食、遗传等因素有关。此外，慢性胰腺炎、成人超重或肥胖（BMI > 24kg/m²）增加胰腺癌的发病风险。糖尿病作为胰腺癌的独立风险因素之一，其发病持续时间越长，胰腺癌的发病风险越大。

（二）营养问题

胰腺癌患者早期无特殊临床症状，当出现明显症状时，多已属晚期。临床症状多样，如腹痛、体重减轻、黄疸、食欲不振和消化不良等。胰腺同时具有内分泌功能和外分泌功能，通过其产生和分泌酶和激素而密切参与食物和营养素的代谢。内分泌功能通过胰岛素和胰高血糖素调节代谢，而外分泌功能主要通过产生消化所必需的酶来实现。通常，胰腺癌患者内分泌功能和外分泌功能都会受到影响，营养物质消化、吸收不良造成患者厌食。此外，由于肿瘤患者处于分解代谢状态，更加重了胰腺癌患者营养不良，甚至发展为恶病质。

1. 恶病质

90%的胰腺癌患者有明显的体重减轻，晚期常呈恶病质状态。超过三分之一的胰腺癌患者在诊断胰腺癌之前，体重显著减轻超过初始体重的10%。消瘦原因包括肿瘤的消耗、食欲不振、焦虑、失眠、糖尿病或消化、吸收不良。胰腺癌患者早期体重下降主要是由于脂肪减少引起的，而进展期则会出现身体瘦组织减少，通常这类患者更容易出现恶病质。恶病质的临床表现为厌食、恶心、呕吐、体重下降、骨骼肌与脂肪丢失、贫血、抗肿瘤药抵抗等，终末表现包括疼痛、呼吸困难或器官功能衰竭。研究发现，新陈代谢的增加和能量摄入的减少是导致胰腺癌患者恶病质的原因。

2. 厌食

厌食是指进食欲望不足或食欲不振，是导致肿瘤恶病质减轻体重的重要症状，与化疗不良反应无关，是一个独立且不可逆的过程，即使患者摄入充足食物也很难获得较好的效果。厌食的主要原因是大脑摄食中枢功能障碍所致，宿主细胞因子和肿瘤衍生因子驱动的全身性炎症是肿瘤恶病质病理的关键基础机制。此外，胰腺癌的侵袭导致疼痛、恶心和胃肠功能受损，化疗、放疗或手术治疗，味觉、嗅觉异常，心理因素（压抑、焦虑）等也会导致患者厌食。

3. 胰源性糖尿病

胰腺癌患者或胰腺切除术后可出现胰源性糖尿病或原有糖尿病加重。可能的原因有：胰腺癌破坏胰岛细胞并阻塞胰管，引起胰岛纤维化，造成胰岛素分泌减少；胰腺癌分泌肿瘤相关致糖尿病因子，从而引起胰岛素抵抗；胰腺癌术后胰腺组织切除会引发胰腺内分泌功能不全。

4. 腹泻

主要表现为脂肪泻。胰腺癌破坏胰腺组织，胰腺所分泌的胰酶量减少，胰腺外分泌功能不全，导致脂肪消化不良，造成大量的脂肪类物质从大便中排出。

（三）营养原则

胰腺癌患者营养不良甚至恶病质发病率相当高，营养不良是胰腺癌患者术后预后不良以及放化疗后不良反应增加的主要危险因素。为了预防或减轻恶病质，必须对胰腺癌患者进行营养干预。专家共识建议营养干预或营养治疗应在患者已存在营养风险，还没达到营养不良时尽早开始。

胰腺癌患者静息能量消耗（resting energy expenditure，REE）较普通人高，但是由于患者一般活动水平下降，所以总能量消耗（total energy expenditure，TEE）并没有明显增加，建议卧床患者20 ~ 25kcal/（kg·d），活动患者25 ~ 30kcal/（kg·d）作为目标推荐量。肿瘤患者对于蛋白质的需要量是增加的，《中国肿瘤营养治疗指南》推荐蛋白质供给量最少为1g/（kg·d），轻、中度营养不良肿瘤患者蛋白质应增加至1.5g/（kg·d），重度营养不良、恶病质肿瘤患者短期内应该达到1.8 ~ 2g/（kg·d）。

（四）营养治疗

胰腺癌患者营养不良甚至恶病质高发，应对其进行规范化营养支持治疗。胰腺癌患者应该遵循营养不良的规范治疗——五阶梯治疗原则：首先选择营养教育，然后依次向上晋级选择ONS、全肠内营养（total enteral nutrition，TEN）、部分肠外营养（partial parenteral nutrition，PPN）、全肠外营养（total parenteral nutrition，TPN）。

1. 治疗膳食

对于胰腺癌高危人群，营养预防措施主要包括：减少高脂、高胆固醇饮食，避免肥胖。有研究表明，高脂饮食与胰腺癌密切相关，大量高脂、高胆固醇饮食导致的过度肥胖可能增加胰腺癌发病的危险。多食用十字花科蔬菜如卷心菜、菜花等与胰腺癌呈负相关。通过摄入富含蔬菜、水果的饮食可预防33%～50%的胰腺癌病例。避免不良的生活习惯，如吸烟、饮酒等。

对于手术和放化疗的胰腺癌患者，通常由于胰腺外分泌功能不全、厌食症、放化疗不良反应、饮食误区等导致进食不足。此时，应通过症状控制及饮食调理增加食物摄入量，减少体重丢失，进而提高患者生活质量，甚至延长患者生存期。建议选择清淡、细软饮食，避免油腻、辛辣等刺激性食物。少食多餐，每天6～8餐，定时定量，避免过度饱胀或空腹太久。避免食用产气、粗糙多纤维的食物，如豆类、洋葱、马铃薯、牛奶及碳酸饮料等。补充外源性胰酶可以缓解胰腺外分泌功能不全引起的腹泻和消化不良；厌食症的治疗包括给予患者孕激素、ω-3脂肪酸、维生素B_1等；此外，给予消化酶、促胃肠动力药、镇吐药等改善消化不良，给予镇痛药缓解疼痛，给予抗焦虑药缓解焦虑等。

2. 肠内营养（enteral nutrition，EN）

对于经营养教育、饮食调理后依然不能满足60%目标能量需求，持续3～5天的胰腺癌患者，应考虑肠内营养。肠内营养途径分为口服营养补充（oral nutritional supplement，ONS）和管饲营养支持治疗。ONS是肠内营养的首选，是一种安全、符合生理的肠内营养支持方式。如ONS不能或持续不足，则应考虑进行管饲营养支持。整蛋白型营养制剂适用于多数胰腺癌患者，短肽和氨基酸型制剂虽利于吸收，但是因其渗透压较高，腹泻严重者应慎用。研究表明，肠内营养可增加患者能量摄入，改善营养状况，同时还能减少并发症，缩短住院时间，减轻化疗不良反应。

3. 肠外营养（parenteral nutrition，PN）

出现如严重恶心、呕吐、顽固性腹泻、肠梗阻、消化道活动性大出血等肠内营养禁忌证，胰腺切除术后围手术期，不能耐受全肠内营养、胃肠功能不全的胰腺癌患者可给予肠外营养。可采用 $20 \sim 25kcal/(kg \cdot d)$ 计算肠外营养非蛋白质能量。对于非荷瘤患者，碳水化合物与脂肪供能比为 $70:30$；对于荷瘤患者，碳水化合物与脂肪供能比为 $(40 \sim 60):(60 \sim 40)$。但是，因为肠内营养可以防止肠黏膜萎缩和细菌移位，一般不建议常规使用肠外营养，而应将肠内营养作为胰腺癌患者的一线营养治疗方法。胰腺癌患者本身或由于肿瘤引起的机体炎症状态导致机体代谢改变和免疫力下降，有研究报道，含有多种免疫营养素（ω-3多不饱和脂肪酸、核苷酸、精氨酸、谷氨酰胺、维生素C和维生素E等）的营养制剂不仅可以改善肿瘤患者的食欲，增加口服摄入量，还可以减少术后围手术期并发症，缩短住院时间。

（郑璇，海军军医大学第一附属医院）

◆ 参考文献

[1] Bray F, Ferlay J, Soerjomataram I, et al. Global cancer statistics 2018: GLOBOCAN estimates of incidence and mortality worldwide for 36 cancers in 185 countries[J]. CA Cancer J Clin, 2018, 68(6): 394-424.

[2] Kleeff J, Korc M, Apte M, et al. Pancreatic cancer[J]. Nat Rev Dis Primers, 2016, 2(5): 16022.

[3] Feng RM, Zong YN, Cao SM, et al. Current cancer situation in China: Good or bad news from the 2018 Global Cancer Statistics? [J]. Cancer Commun, 2019, 39(1): 22.

[4] 葛均波，徐永健. 内科学（第8版）[M]. 北京：人民卫生出版社，2015.

[5] Gärtner S, Krüger J, Aghdassi AA, et al. Nutrition in Pancreatic Cancer: A Review[J]. Gastrointest Tumors, 2016, 2(4): 195-202.

[6] Karagianni VT, Papalois AE, Triantafillidis JK. Nutritional status and nutritional support before and after pancreatectomy for pancreatic cancer and chronic pancreatitis[J]. Indian J Surg Oncol, 2012, 3(4): 348-359.

[7] 蒋亭安，孙丽红. 植物型膳食对胰腺癌患者营养状况影响的研究[J]. 中国食物与营养，2018, 3(1): 71-73.

四、食管癌的营养支持治疗

（一）概述

食管癌是最常见的恶性消化道肿瘤之一。我国食管癌发病虽有明显的地区差异，但食管癌的病死率均较高。据《食管癌诊疗规范》（2018版）引用的资料显示，预计2012年全世界食管癌新发患者数455 800例，死亡人数达400 200例。在中国，近年来食管癌的发病率有所下降，但发病率及死亡率分别列全部恶性肿瘤的第六和第四位。因此，食管癌一直是威胁我国居民健康的主要恶性肿瘤。

如出现吞咽食物时有哽咽感、异物感、胸骨后疼痛，或明显的吞咽困难等，考虑有食管癌的可能，应进一步检查。早期食管癌的症状一般不明显，常表现为反复出现的吞咽食物时有异物感或哽咽感，或胸骨后疼痛。一旦上述症状持续出现或吞咽食物时有明显的吞咽哽咽感或困难，提示食管癌已为中晚期。当患者出现胸痛、咳嗽、发热等时，应考虑有食管穿孔的可能。当患者出现声音嘶哑、吞咽梗阻、明显消瘦、锁骨上淋巴结肿大或呼吸困难时，常提示为食管癌晚期。

食管癌的主要治疗方法包括手术治疗、放射治疗、化学治疗和内镜治疗。

目前食管癌的治疗仍是以手术为主的综合治疗。对食管癌的治疗应在分期后由外科、放射治疗科、化疗科和内镜科等多学科联合讨论会诊后提出个体化综合治疗方案。根据UICC/AJCC分期（第8版），食管癌治疗的策略是：I期（$T_1N_0M_0$）：I A期，如果病变适合内镜治疗，首选内镜下黏膜切除或黏膜剥离术。I B期、II期和部分III A期（$T_{1b\sim3}N_0M_0$、$T_{1\sim2}N_1M_0$）：首选外科手术治疗；如心肺功能差或不愿手术，可行根治性放化疗。III期（$T_3N_1M_0$、$T_4N_{0\sim1}M_0$）：对于$T_{1\sim3}N_{1\sim2}M_0$和部分$T_{4a}N_{0\sim1}M_0$（侵及心包、膈肌和胸膜）可手术切除患者，推荐术前辅助放化疗或辅助放疗或辅助化疗后评估是否可手术治疗。Ⅳ期（任何T，任何 N，M_1，N_3 或T_{4b}）：主要以化疗 / 放化疗 / 放疗为主。

（二）食管癌与营养不良

食管癌患者因不能正常进食及肿瘤本身的消耗，常出现营养不良；手术创伤和应激所引起的高分解代谢状态及放化疗治疗过程中出现的并发症又加剧食管癌患者营养不良的发生。

食管癌患者的营养不良广泛存在，其发生率可达60% ~ 85%。食管癌患者营养不良的发生，不仅损伤机体组织、器官的生理功能，且可增加手术的危险性以及治疗并发症的发生率，限制了手术、放疗和化疗等抗肿瘤治疗措施的有效应用，直接对患者结局产生不利影响。

营养不良是食管癌患者预后的独立影响因素。

（三）食管癌患者的营养支持治疗建议

1. 营养筛查

可以使用营养风险筛查2002（NRS-2002）、主观整体评估（SGA）、患者主观整体评估（PG-SGA）等工具对食管癌患者进行筛查。

2. 营养评定

从食管癌患者临床资料中收集相关的资料，如一般状况、饮食情况、身体测量指标和生化指标，肌肉功能测量、人体组成等并对此进行评估。

3. 营养支持治疗方法

（1）治疗前

营养支持的目的是提供营养，改善机体状态，纠正治疗前营养不良，保证各项生命指征稳定，使患者机体有可能接受治疗。

如患者无营养风险或营养不良，无吞咽困难或吞咽哽噎感不严重，经口能进普通饮食，应维持患者基本正常的饮食摄入，给予细嫩的普通饮食或半流饮食，一般无需提供额外的营养治疗。

如患者无营养风险或营养不良，有吞咽困难或吞咽哽噎感严重，经口能进半流质，应维持患者基本正常的饮食摄入，给予细嫩的半流饮食，一般无需提供额外的营养治疗。

如患者有营养风险或营养不良，无吞咽困难或吞咽哽噎感不严重，经口能进普通饮食，应维持患者基本正常的饮食摄入，给予细嫩的普通饮食或半流质饮食，如经口进食依然不能满足患者营养需要，可予口服营养补充（ONS）。

如患者有营养风险或营养不良，有吞咽困难或吞咽哽噎感严重，经口仅能进流食，应给予高能量密度流质饮食和口服营养补充（ONS），如经口进食不能满足患者营养需要，可予建立肠内营养支持途径，经管予肠内营养。

不管患者是否存在营养风险或营养不良，如患者吞咽困难严重并存在进食后呕吐，经口进食量极少，或进食时存在呛咳和（或）误吞，或患者有食管穿孔或瘘，应尽早积极建立营养支持途径，经管予肠内营养。

需行手术治疗的患者，若合并下列情况之一：6个月内体重丢失 $10\% \sim 15\%$，或体重指数 BMI $< 18.5kg/m^2$，或主观整体评估（SGA）达到 C 级，或无肝功能不全患者的血清白蛋白 $< 30g/L$，营养治疗可以改善患者的临床结局（降低感染率，缩短住院时间）。这些患者应在术前给予肠内营养治疗 $10 \sim 14$ 天，即使手术因此而推迟也是值得的。

（2）治疗中

减少患者在治疗期间因经口摄入不足而导致的饥饿，使患者如期、按计划以最少的并发症完成治疗，或在治疗期间尽管有某些严重并发症仍能按计划完成治疗。

内镜治疗：一般按治疗后的医嘱执行，尽快恢复至治疗前的饮食。

外科手术：食管癌患者由于大多数在手术前已存在营养不良，而且手术创伤大，手术时间较长，术后的营养支持就显得尤为突出，外科术后的营养支持对于机体的恢复具有重要的意义。

外科术后的营养支持首选经管的肠内营养。管饲途径根据病情需要及术者喜好，在术中经鼻放置营养管，导管远端可放置在十二指肠或空肠中，或空肠造口术。如经管的肠内营养不能满足患者需要，可考虑予肠外营养补充。

放射治疗、同期放化疗、化学治疗及免疫治疗：放化疗期间因患者会出现不同程度的放疗反应，如放射性食管炎、食欲不振、反酸等，造成患者营养不良进一步加重。营养支持治疗可以明显改善患者的营养不良状态，有利于提高放化疗的完成率，进而提高肿瘤控制率；还能帮助患者尽快度过不良反应恢复期，缩短肿瘤治疗间歇期。

如患者无营养风险或营养不良，无吞咽困难或吞咽哽噎感不严重，经口能进普通饮食，应维持患者基本正常的饮食摄入，给予细嫩的普通饮食或半流饮食，一般无需提供额外的营养治疗。

如患者无营养风险或营养不良，有吞咽困难或吞咽哽噎感严重，经口能进半流质，或患者有营养风险或营养不良，无吞咽困难或吞咽哽噎感不严重，经口能进普通饮食，应维持患者基本正常的饮食摄入，给予细嫩的普通饮食或半流饮食；如经口进食依然不能满足患者营养需要，可予口服营养补充（ONS）。

以下方法有助于食管癌患者克服治疗中的并发症：定时定量进食，少量多餐，每天分5～6餐进食；进食的环境应轻松愉快，并且进食不宜过急过快，应有足够的时间轻松进食；少量多餐能令患者更好地耐受。

如有吞咽困难：调整食物的黏稠度；细软多汁的食物；液体或糊状的食物；充分切碎的食物；小份额食物方便患者吞咽和预防疲劳（疲劳会增加吞咽困难和增加误吞的风险）；高能量高蛋白质的肠内营养制剂；进食时同时饮水；保证患者进食时的正确坐姿能方便食物的吞咽；避免食物积

累在口腔；进食流质有困难时可用黏稠剂或乳脂改变流质的稠度；进食固体食物有困难，应使食物细嫩容易吞咽。

如有厌食：定时定量；少量多餐，多调换口味花样，放松心情；饮食应营养丰富，小份额，方便患者随时食用；适当的运动；高能量高蛋白质的肠内营养制剂；刺激食欲的药物治疗。

如有恶心、呕吐：首先要排除食管肿瘤堵塞或术后食管胃吻合口狭窄所致的因素，以下做法有助于缓解患者的症状：没有气味和容易消化的食物容易接受；干、咸、清淡和低脂饮食容易接受；避免热冷混合的食物；缓慢少量进食，避免进餐时摄入液体，避免空腹；限制餐前运动和进食后马上躺倒；应当饮用足够的液体补充丢失，注意水分及电解质的平衡；避免热和辣的食物和饮料；使用镇吐药。

如有味觉和嗅觉的改变：肿瘤通常会降低味蕾对甜、酸的敏感度，增加对苦的敏感度；糖或柠檬可加强甜味及酸味，烹调时可采用，并避免食用苦味强的食物，如芥菜等；选用味道浓的食品，如香菇、洋葱等；为增加肉类的可接受性，在烹调时可先用少许酒、果汁浸泡或混入其他食物中；经常变换烹调方法，如凉拌沙拉，以促进食欲。

如有早饱感：饮食应营养丰富，高能量，高蛋白，小份额，方便患者随时食用；食物应高营养价值；避免碳酸饮料；避免高纤维低能量食物；避免高脂食物。

如有腹胀：腹胀既是症状，也是体征。如患者仅有症状，没有体征，患者可以如常定时定量进食。如症状与体征都存在，以下方法对患者有帮助：饮食中避开容易导致胃肠胀气的食物，如卷心菜、白菜、花椰菜（椰菜类）、黄瓜、玉米、番薯、洋葱、坚果类、豌豆等整豆及干豆类食物、蘑菇、牛奶、啤酒及含碳酸盐的饮料；正餐中不要喝太多的汤汁和饮料，如要喝，最好在餐前30～60分钟饮用；少吃甜食，增加运动。

如有腹泻：增加液体摄入来补偿丢失，少吃多餐；食用含可溶性纤维的食物，如苹果、香蕉等中的果胶有增稠作用；暂时避免食用含不可溶性纤维的食物，如未成熟的蔬菜和水果、绿豆、椰子奶、咖喱或咖喱粉、菠菜、啤酒或其他含酒精的饮料、牛奶、冰镇饮料、过分油炸的食物、含高浓度香料的食物等；使用益生元和（或）益生菌；药物治疗。

如有便秘：由于液体摄入少或缺水、膳食中纤维减少、缺少运动或制动、化疗或药物（镇吐药，阿片类药，矿物质中的钙、铁，非甾体抗炎药和降压药）治疗中的不良反应。预防胜于治疗。预防的方法包括：每天25 ~ 35g的膳食纤维。每餐有充足的纤维，食用未去麸的粗粮或全谷物、番薯、新鲜的水果和蔬菜、咖啡、燕麦、蘑菇和干果等；每天饮8 ~ 10杯的液体，特别有效的是水、无咖啡因的茶、李子汁、暖的果汁、柠檬；常规的步行与锻炼。对于营养状况差的患者要注意是否饮食量不足所致。必要时使用药物缓解症状。

如有口腔黏膜炎：进食速度不宜太快，食物不宜太热，维持理想的口腔卫生，食用软滑、切碎、湿润的食物，避免粗硬、辣、酸或煎炸的食物。

如有胃食管反流：进食时应坐姿正确，细嚼慢咽，高蛋白质低脂肪饮食，避免咖啡因、巧克力、酒精、烟熏和薄荷，必要时使用H_2受体阻断剂和抗酸药治疗（如铝碳酸镁片等）。

如有倾倒综合征：少食多餐，干湿食物交替食用，限制摄入精制碳水化合物，缓慢增加每次的进食量。

如有胃潴留：少食多餐，干湿食物交替食用，进食时坐姿要正确，限制高脂食物，必要时使用刺激蠕动和胃排空的药物。

如有食管炎：避免香烟和饮酒，进软食和果汁，避免食用太硬、太干的固体食物和能损害口腔黏膜的刺激性食物。

如有食管支架置入：充分切碎的食物，流质或糊状食物，避免高纤维和黏稠的食物，食用高能量、高蛋白质的肠内营养制剂。

增加饮食中能量的方法：在食物中加入糖或低聚糖，也可加于饮料、汤、粥或患者的食物中；将蜂蜜涂抹在面包、馒头和饼干上，或加入牛奶、麦片和粥中；将麦乳精、巧克力或巧克力粉加入饮料、粥或夹在面包、馒头中；选用果干、糖果、冰激凌及其他甜品作为零食；正餐或零食中适当地多选用果仁类，如花生、瓜子、核桃、栗子、松子、莲子等；将花生酱涂抹在面包、馒头、饼干或水果、蔬菜上；选用动物油脂、黄油、人造黄油、奶油等作为烹调用油或涂抹在食物中。

合理的运动：适当的有氧运动、抗阻运动与牵伸运动对患者有利。

如患者有营养风险或营养不良，有吞咽困难或吞咽哽噎感严重，经口仅能进流质，应给予高能量密度流质饮食和口服营养补充（ONS），如经口进食不能满足患者营养需要，可予建立肠内营养支持途径，经管予肠内营养。

不管患者是否存在营养风险或营养不良，如患者吞咽困难严重并存在进食后呕吐，经口进食量极少，或进食时存在呛咳和（或）误吞，或患者有食管穿孔或瘘，应尽早积极建立营养支持途径，经管予肠内营养。

管饲途径分为两大类：一是无创置管途径，主要是指经鼻放置导管，根据病情需要，可将导管远端放置在胃、十二指肠或空肠中；二是有创置管途径，包括内镜引导下的造口和外科（包括微创）手术下的各类造口技术。经鼻置管是最常用的肠内营养管饲途径，具有无创、简便、经济等优点，其缺点是可能导致鼻咽部刺激、溃疡形成、出血、导管脱出或堵塞、吸入性肺炎等并发症。鼻饲管主要用于短期喂养患者（一般短于4周），肠内营养时间超过4周的患者，可以考虑行经皮内镜下胃造口术（percutaneous endoscopic gastrostomy，PEG）或经皮内镜下空肠造口术（percutaneous endoscopic jejunostomy，PEJ）。PEG/PEJ创伤小，可置管数月至数年，满足长期喂养的需求。部分食管癌患者，肿瘤堵塞食管腔导致鼻饲管或PEG/PEJ无法安置时，可采取手术行胃或空肠造口术。一般地，对进行术前新辅助治疗的食管癌患者，建议经鼻置营养管的方式建立途径，而不采取造口的方法建立肠内营养支持途径。如经管的肠内营养不能满足患者需要，可考虑予肠外营养补充。

（3）治疗后

及时发现与处理导致食管癌治疗后营养不良的各种因素，使患者在治疗后有较好的生活质量。

治疗结束后，如患者在治疗中已建立肠内营养途径，建议暂不拔除肠内营养管，待患者经口进食能满足机体需要后，再拔除营养管。其间患者可以采取经口进食联合管饲的方法给予充足的营养。

无论患者有无营养风险或营养不良，如经口仅能进流质或半流，应给予高能量密度的流质或半流饮食；如经口进食不能满足患者营养需要，给予口服营养补充（ONS）。

无论患者有无营养风险或营养不良，如经口能进普通饮食，应维持患者基本正常的饮食摄入，给予细软的普通饮食；如经口进食不能满足患者营养需要，可予口服营养补充（ONS）。

治疗后的患者无论有无营养风险或营养不良，如患者出现吞咽哽噎感加重，存在进食后呕吐、腹泻，经口进食量极少，或进食时存在呛咳和（或）误吞，应细心诊查患者，排除导致症状、体征出现的因素；如暂时不能纠正患者的症状，应考虑予积极的营养支持。

（叶文锋，中山大学肿瘤防治中心）

◆ 参考文献

[1] Hou H, Meng Z, Zhao X, et al. Survival of esophageal cancer in China: A pooled analysis on hospital-based studies from 2000 to 2018[J]. Front Oncol, 2019, 9: 548.

[2] 陈茹，郑荣寿，张思维，等. 2015年中国食管癌发病和死亡情况分析[J]. 中华预防医学杂志，2019(11): 1094-1097.

[3] 食管癌诊疗规范（2018年版）[J]. 中华消化病与影像杂志（电子版），2019, 9(04): 158-192.

[4] Birnstein E, Schattner M. Nutritional support in esophagogastric cancers. Surg Oncol Clin N Am, 2017, 26(2): 325-333.

[5] Jordan T, Mastnak DM, Palamar N, et al. Nutritional therapy for patients with esophageal cancer. Nutr Cancer, 2018, 70(1): 23-29.

[6] 李涛，吕家华，郎锦义，等. 恶性肿瘤放疗患者营养治疗专家共识[J]. 肿瘤代谢与营养电子杂志，2018, 5(04): 358-365.

[7] de Vries YC, Boesveldt S, Kampman E, et al. Low reported taste function is associated with low preference for high protein products in advanced oesophagogastric cancer patients undergoing palliative chemotherapy. Clin Nutr, 2019, 38(1): 472-475.

[8] Okada G, Momoki C, Habu D, et al. Effect of postoperative oral intake on prognosis for esophageal cancer. Nutrients, 2019, 11(6): 1338.

[9] Hikage M, Taniyama Y, Sakurai T, et al. The influence of the perioperative nutritional status on the survival outcomes for esophageal cancer patients with neoadjuvant chemotherapy[J]. Ann Surg Oncol, 2019, 26(13): 4744-4753.

五、肝癌的营养支持治疗

（一）背景

原发性肝癌（以下简称"肝癌"）是起源于肝细胞或肝内胆管上皮细胞的恶性肿瘤，是严重威胁人类生命健康的主要恶性肿瘤之一。据最新的全球癌症统计报告，肝癌是全球第六大常见癌症和第四大癌症死因，2018年全球肝癌新发和死亡病例分别约为84.1万例和78.2万例，其中近一半的肝癌新发和死亡病例发生在我国。国家癌症中心发布的2015年中国恶性肿瘤数据显示，肝癌在我国恶性肿瘤发病和死亡顺位中分别居第四位和第二位，发病率为26.92/10万，死亡率为23.72/10万。肝癌起病隐匿，早期症状不明显，大部分患者就诊时已为中晚期。

肝癌本身和肝癌治疗都会恶化患者的营养状况，此外肝癌患者还多同时合并有慢性肝炎或肝硬化等基础肝病，因此肝癌患者极易出现营养不良。近期调查发现，肝癌患者营养不良的发生率高达73%。营养不良是肝癌预后的独立危险因素，不仅降低肝癌患者对手术及放化疗的耐受性和治疗效果，降低患者的生活质量，而且增加手术患者术后并发症和放化疗不良反应的发生率，延长住院时间，增加死亡风险。据估计，10%～20%的恶性肿瘤患者直接死于营养不良而非肿瘤本身，而良好的营养支持能够改善肝癌患者的肝功能，降低营养不良发生率，提高生活质量和延长生存期。因此，科学、合理的营养支持是肝癌治疗必不可少的组成部分。

（二）肝癌患者营养不良的原因

肝癌患者可因多种原因导致营养物质摄入不足，消化、吸收障碍，代谢异常，消耗和需求增加，因而易出现营养不良。

1. 肝细胞受损

肝癌患者多合并有慢性肝炎或肝硬化，肝细胞大量受损，肝储备功能低下。而肝储备功能低下可造成糖代谢、脂代谢、蛋白质和氨基酸代谢等异常，导致胆汁分泌减少、肝解毒功能低下、凝血功能和免疫功能低下等。

2. 食欲减退

恶心、厌食、巨块型肝癌或胸腹水压迫消化道、长期卧床、缺乏锻炼、压抑、焦虑、癌痛等因素都会影响肝癌患者的食欲和进食习惯。

3. 肿瘤引起机体代谢异常

肝癌患者的能量消耗和代谢率显著增高。肿瘤生长需要消耗大量的葡萄糖、脂肪酸和氨基酸等营养物质，引起机体各方面代谢的大幅改变。

4. 抗肿瘤治疗

肝切除和肝移植手术创伤大，术中失血多，患者术后应激反应引起机体分解代谢增加，加重肝负担，可引起不同程度的营养不良。放化疗在杀伤肿瘤细胞的同时也会损伤机体正常的细胞，而修复组织细胞需要大量的营养物质，增加机体代谢负担。此外，放化疗还会导致一系列消化道不良反应，如厌食、恶心、呕吐、饱胀、口腔炎、肠麻痹、消化道糜烂等，影响营养物质的摄入、消化和吸收。

（三）肝癌患者的营养代谢特点

肝是人体营养物质代谢的中枢器官。当肝癌变时，营养物质的代谢将会出现异常。

1. 糖代谢

肝癌患者肝合成和储存肝糖原的能力减弱，出现葡萄糖耐量降低，甚至低血糖现象。糖酵解增加，产生大量乳酸，再通过糖异生作用生成葡萄糖，为肝癌细胞供能。此外，肝分解胰岛素的能力下降，不能及时将摄入的葡萄糖合成为肝糖原，进食大量碳水化合物后，可发生持续性高血糖，出现肝源性糖尿病。

2. 蛋白质和氨基酸代谢

肝癌患者脱氨基和转氨基作用受到抑制，白蛋白、纤维蛋白原、凝血酶原及多种其他血浆蛋白质的合成和转化发生障碍，出现低蛋白血症、水肿、腹水、凝血功能异常等。此外，患者的血浆支链氨基酸水平下降，芳香氨基酸水平升高，可引发肝性脑病。肝癌细胞还会分解机体蛋白质并在肝中合成肿瘤相关蛋白和急性反应蛋白，骨骼肌蛋白质分解增加，机体呈负氮平衡状态，引起骨骼肌萎缩。

3. 脂代谢

肝功能异常时，肝细胞无法正常合成甘油三酯、胆固醇及载脂蛋白，脂蛋白无法正常代谢和转运，造成脂代谢异常。肝癌患者的内源性脂肪水解增强，外源性甘油三酯水解减弱，甘油三酯转化率增加，血浆游离脂肪酸浓度升高，脂肪分解导致体脂储存下降、体重丢失。

4. 维生素和微量元素代谢

肝癌患者合并肝功能异常会导致多种维生素和微量元素的缺乏。胆汁淤积和胆汁酸分泌减少会导致脂肪吸收障碍，从而影响到维生素A、维生素D、维生素E、维生素K等脂溶性维生素的吸收。而维生素和微量元素缺乏，会造成机体能量和物质代谢途径中关键酶的数量和活性下降。

（四）肝癌患者的营养筛查和评估

住院接受各种治疗的肝癌患者，建议在治疗前进行常规营养筛查，对有营养不良或营养风险的患者进行营养评定，以判断营养不良的类型及程度，有营养不良的患者应给予营养支持治疗。监测进行营养干预患者的营养状况以评估营养干预疗效。肝癌治疗后应动态观察营养状况。

1. 营养筛查

营养风险筛查2002（nutrition risk screening 2002，NRS-2002）适用于肝癌患者的营养筛查，具有较高的敏感性，但因包含体重指数（body mass index, BMI），不适宜无法站立、合并肝性脑病或腹水的肝癌患者。BMI是最直接、最简单的营养筛查指标，因易受水钠潴留影响不宜作为独立筛查手段用于肝癌患者。

2. 营养评估

患者主观整体评估（patient-generated subjective global assessment, PG-SGA）是肝癌患者营养不良的敏感评估工具，能够快速识别营养不良的程度。

3. 综合测定

上臂肌围、肱三头肌皮褶厚度、手握力是反映患者肌肉及脂肪储备的敏感指标，不受水钠潴留的影响，适用于所有肝病及肝癌患者，但合并意识障碍或肝性脑病的患者不宜测量手握力。肌酐身高指数（24小时尿肌酐与身高的比值）可准确反映蛋白质的摄入量能否满足机体的需要以及体内蛋白质合成和分解代谢状态，且不受钠水潴留的影响，在肾功能正常且无特殊感染情况下，是肝癌患者营养评价的敏感指标。生物电阻抗分析和第3腰椎（L3）骨骼肌指数能够精确反映肝癌患者营养状况，但易受设备、条件限制，不利于临床大范围使用。

综上所述，NRS-2002、PG-SGA是肝癌患者首选的营养筛查手段和评价工具，结合上臂围、肱三头肌皮褶厚度、手握力、生物电阻抗分析、L3骨骼肌指数等指标综合测定，可以准确评定肝癌患者的营养状况。

（五）肝癌患者营养支持治疗的目的和目标

肝癌患者营养支持治疗的目的是通过恰当、有效的营养干预，改善患者营养状况和肝功能，增强对手术或其他治疗的耐受能力，减少治疗过程中的并发症，提高生活质量，延长存活时间。营养支持的首要和基本目标仍然是摄入目标量的能量和蛋白质等营养素。稳定期肝癌患者建议能量摄入30～35kcal/（kg·d）或1.3倍静息能量消耗（resting energy expenditure,

REE)，蛋白质摄入1.2 ~ 1.5g/（kg·d）以满足代谢需求。进展期肝癌患者酌情调整。

（六）肝癌患者接受治疗期间营养支持要点

肝癌进展及肝癌治疗常导致肝功能进一步恶化，进而出现或加重营养不良，营养不良进一步影响肝癌患者预后，从而形成恶性循环。不同肝癌患者接受营养支持治疗有各自的特点。

1. 接受肝癌切除术治疗患者的营养支持

肝癌患者通常肝功能和免疫功能低下，手术对肝的损伤及应激反应将进一步加重患者的肝负担。术前存在营养不良或肌少症将增加肝癌切除手术患者的病死率。大量临床研究表明，存在中、重度营养不良的大手术患者，术前10 ~ 14天接受营养治疗能降低手术并发症的发生率；而对无营养不良、轻度营养不良或术后7天内可获取足量肠内营养的患者，术前肠外营养治疗并无明显益处。

对于接受手术治疗的肝癌患者，建议术前及术后常规评定营养状况，并遵循快速康复外科方案，包括避免术前长时间禁食、术后尽早进食进水等措施。首选经口进食，术后早期经口摄入营养素不足时，可酌情给予管饲肠内营养支持。肠内营养接近人正常生理营养方式，患者易于接受，并可有效维持肠黏膜细胞结构与功能的完整性，增强肠道的机械和免疫屏障功能，防止内毒素血症及肠道菌群移位，预防肠源性感染，增加肝血流量，促进肝功能恢复。不宜肠内营养或肠内营养不能满足需求时可通过肠外营养补充，避免单纯输入葡萄糖。应选择不过度加重肝负担、促进蛋白质合成、纠正蛋白质-能量营养不良的营养物质。脂肪乳应采用中长链脂肪乳，氨基酸应选择高支链氨基酸。在补充能量的同时也需注意补充维生素和微量元素。

2. 接受经导管动脉化疗栓塞术或局部消融治疗的肝癌患者的营养支持

营养支持治疗的目的是改善患者营养状况和肝功能，提高对可能的多次治疗的耐受性，提高生活质量，延长生存时间。密切监测患者的营养状况，如存在营养不良或因营养不良而影响经导管动脉化疗栓塞术（transcatheter arterial chemoembolization，TACE）或局部消融治疗时，应该积极进行营养支持，营养支持的方案、途径可以参照上述围手术期营养支持。此外，夜间加餐或长期应用富含BCAA营养制剂，可以促进射频消融治疗或TACE治疗后患者肝功能恢复。

3. 接受有明显胃肠道反应的化疗药物、靶向药物治疗的肝癌患者的营养支持

这部分患者由于胃肠道反应，可加重营养不良，营养不良进一步影响肝功能及对治疗的耐受性，导致预后不良。伴有营养不良的肝癌患者接受索拉非尼等靶向药物治疗后，病死率高于营养状况良好患者，因此，建议对准备或正在应用化疗药物或靶向药物治疗的肝癌患者密切监测营养状况，有营养不良的患者或胃肠道反应明显、饮食摄入减少的患者，应给予营养支持治疗。肠内营养是首选的营养治疗方式，对于有消化道梗阻、出现胃肠道黏膜损伤、严重呕吐或者有严重放射性肠炎不能耐受肠内营养患者，推荐使用肠外营养。

4. 肝癌维持治疗患者的营养支持

肝癌终末期，尤其是临终前患者，常处于极度低代谢状态。正常能量和液体等物质的输入有可能进一步加重代谢负担，患者在生活质量和疾病转归获益均非常有限。因此，营养支持的目标是在充分考虑患者疾病状态、治疗意愿及家属理解的情况下，选择患者在生理和心理上最为舒适的进食或干预方式。

（七）肝癌患者营养随访管理

出院后门诊随访期间，建议定期筛查营养风险。根据营养状况、肝癌进展情况、肝功能、下一步治疗计划等综合因素制订包括营养支持在内的治疗方案。

（**朱惠莲，房爱萍，中山大学公共卫生学院**）

◆ 参考文献

[1] Bray F, Ferlay J, Soerjomataram I, et al. Global cancer statistics 2018: GLOBOCAN estimates of incidence and mortality worldwide for 36 cancers in 185 countries[J]. CA Cancer J Clin, 2018, 68(3): 394−424.

[2] 郑荣寿，孙可欣，张思维，等. 2015年中国恶性肿瘤流行情况分析 [J]. 中华肿瘤杂志，2019, 41(1): 19−28.

[3] 乔秋阁，游道锋，陶华洁，等. 肝癌患者营养状况与临床结局相关 性研究 [J]. 河北医药，2016: 282−285.

[4] Schutte K, Tippelt B, Schulz C, et al. Malnutrition is a prognostic factor in patients with hepatocellular carcinoma (HCC) [J]. Clin Nutr, 2015, 34(11): 1122−1127.

[5] Arends J, Baracos V, Bertz H, et al. ESPEN expert group recommendations for action against cancer−related malnutrition[J]. Clin Nutr, 2017, 36(11): 1187−1196.

[6] 易佳盛，张吉翔，王静，等. 肝癌患者营养不良的原因及其营养治 疗 [J]. 肿瘤代谢与营养电子杂志，2015, 2(1): 73−76.

[7] 中国抗癌协会肿瘤营养与支持治疗专业委员会. 中国肿瘤营养治疗 指南2015[M]. 北京：人民卫生出版社，2015.

[8] 唐中权. 原发性肝癌营养不良三级诊断的营养筛查手段和评价工具 [J]. 肿瘤代谢与营养电子杂志，2019, 6(2): 120−124.

[9] 中华医学会肝病学分会，中华医学会消化病学分会. 终末期肝病临 床营养指南[J]. 实用肝脏病杂志，2019, 22(7): 624−635.

[10] 中国临床肿瘤学会指南工作委员会. 恶性肿瘤患者营养治疗指南 2019[M]. 北京：人民卫生出版社，2019.

六、血液淋巴肿瘤的营养支持治疗

（一）概述

血液淋巴肿瘤是指起源于淋巴结和淋巴组织的肿瘤，是免疫系统的恶性肿瘤，其本质就是淋巴组织中的细胞在增殖过程中，不受控制地随意生长，形成不同肿块，多属恶性肿瘤。一般包括急性淋巴细胞白血病，慢性粒细胞白血病，慢性淋巴细胞白血病和淋巴瘤。其中，白血病是一类造血干细胞的恶性克隆性疾病，因白血病细胞的自我更新增强，增殖失控，分化障碍，凋亡受阻，而停滞在细胞发育的不同阶段。在骨髓和其他造血组织中，白血病细胞大量增殖积累，使得正常造血受抑制，患者易出现贫血、出血和发热。淋巴瘤起源于淋巴结和淋巴组织，其发生大多与免疫应答过程中淋巴细胞增殖分化产生的某种免疫细胞恶变有关，是免疫系统的恶性肿瘤。

（二）营养代谢特点

1. 能量和蛋白质消耗增加

急性白血病为严重消耗性疾病，常伴有高热，特别是化疗、放疗的不良反应导致患者肠道黏膜损害，致使消化、吸收功能受损，进一步加剧了营养不良风险。而慢性粒细胞白血病、慢性淋巴细胞白血病和淋巴瘤患者多在体检或治疗其他疾病时被发现，早期患者多伴有食欲减退、消瘦、发热和盗汗等症状，甚至恶病质。患者处于疾病慢性消耗之中，诊断时常已存在营养不良或高营养风险。

2. 易发生高尿酸血症

由于白血病细胞的大量破坏，特别是在化疗时，血清和尿中尿酸浓度显著增高，严重者甚至出现高尿酸血症肾病。

3. 化疗导致机体营养状况改变

化疗是血液淋巴肿瘤的基本治疗手段。化疗会干扰机体细胞的代谢和DNA的合成。许多化疗药物可以刺激化学感受器触发区，导致患者恶心、呕吐、味觉改变及习惯性厌食。此外，消化道黏膜细胞更新较快，对化疗敏感，容易发生化疗后肠炎、溃疡及吸收功能下降。这些将导致患者对营养物质的摄入和消化、吸收下降，营养风险增加。

（三）营养支持治疗

1. 能量

血液淋巴肿瘤患者静息能量消耗（REE）升高，但考虑到体力活动情况的下降，患者总能量消耗（TEE）并未较普通人显著增加。因此，血液淋巴肿瘤患者能量需求与健康人基本一致。如能实施间接能量测定，推荐使用间接能量测定法进行个体化能量需求评估。如不能进行测定，可按25 ~ 30kcal/（kg·d）给予能量供给。对于患有白血病的儿童，可按照1 000 + 年龄（岁）×（70 ~ 100）kcal/d进行计算，设定能量目标量。血液淋巴肿瘤患者进展期常伴有高热，体温的升高会导致REE升高，平均体温每升高1℃，REE平均增加约15%。然而，体温导致的能量消耗增加，常为一过性或暂时的，是否需要增加能量供给，应结合患者病情、BMI、营养不良评定结果等因素综合判断。部分慢性粒细胞白血病、慢性淋巴细胞白血病和淋巴瘤患者，诊断时已存在营养不良。如患者存在重度营养不良，制订能量目标时需考虑预防再喂养综合征，能量目标在早期可设置为10 ~ 15kcal/（kg·d），耐受后再逐渐缓慢增加至目标量。

2. 蛋白质

血液淋巴肿瘤患者蛋白质摄入推荐量为1.0 ~ 1.5g/（kg·d），蛋白质摄入量的增加有利于患者肌肉蛋白质的合成，改善预后。如处于疾病进展期，可提高至1.5 ~ 2.0g/（kg·d）。存在慢性疾病的老年患者，推荐摄入量为1.2 ~ 1.5g/（kg·d）。肾功能正常的患者，可摄入2g/（kg·d）或更高的蛋白质量；而对于存在慢性肾脏病的患者，蛋白质的摄入量最好不要超过1.2g/（kg·d）。

3. 脂肪

若患者处于化疗后缓解期，肠道功能稳定，可参照一般肿瘤患者代谢特点，增加脂肪摄入，脂肪供能比可达50%，可适当增加橄榄油摄入量。橄榄油含ω-6多不饱和脂肪酸比例仅为20%，而富含油酸和维生素E，适当增加橄榄油摄入量，有利于平衡大豆油、花生油等脂肪中ω-6多不饱和脂肪酸诱导的炎症反应和免疫抑制。此外，血液淋巴肿瘤基本的治疗方式为化疗，化疗会增加机体氧自由基的形成并削弱机体的抗氧化能力。而橄榄油中富含的维生素E对于防止过度脂质氧化起着重要作用。如患者处于疾病进展期或化疗期，患者消化道黏膜存在损害，经口膳食或口服营养补充，需适当降低脂肪摄入，待肠道功能恢复后再提高脂肪供能比。

4. 葡萄糖

葡萄糖供能可部分由脂肪代替。对于肿瘤患者而言，机体对内源性和外源性葡萄糖的利用率均不高。静脉输注葡萄糖，会引起水电解质紊乱，因此在条件允许下，可适当降低葡萄糖的供给量。

5. 维生素和微量元素

血液淋巴肿瘤急性期或进展期常伴有高热，机体能量消耗显著增加，物质代谢过程中大量消耗维生素和微量元素。而由于疾病本身或化疗影响，患者肠道功能下降，进食减少，容易发生维生素和微量元素的缺乏。建议患者每日维生素和微量元素摄入量至少达到推荐每日膳食供给量（recommended daily dietary allowance，RDA）。

对于白血病患者，由于正常造血功能受到抑制，为改善造血功能，可适当增加叶酸、维生素B_{12}、维生素C、铁、铜等维生素和微量元素摄入量，以保证正常血细胞分化所需营养，改善贫血。

对于入院时已存在重度营养不良患者，开始营养治疗时，应适当提高水溶性维生素摄入量，尤其是维生素B_1和维生素B_2。

6. 水和电解质

血液淋巴肿瘤患者电解质需求与普通人基本一致，但需注意患者因食欲减退、发热和盗汗所导致的电解质摄入减少和丢失增多，应注意维持电解质平衡。

ESPEN指南指出，肿瘤患者一日水的总摄入量应当低于30ml/（kg·d）。但考虑到实际情况，可按照"量出为入"和"按缺补入"两个原则，使得每日尿量维持在1 000 ~ 1 500ml。对于出现恶病质的血液肿瘤患者，每日水的摄入应严格限制。

7. 高尿酸血症的预防

急性白血病患者，由于化疗时白血病细胞的大量破坏，血清和尿中尿酸浓度显著增高，出现高尿酸血症，严重者可致高尿酸血症肾病。建议急性白血病患者化疗时，可行低嘌呤饮食。蛋白质来源优先选用低嘌呤的奶类和蛋类，避免肉汤、海鲜和动物内脏等高嘌呤食物。增加蔬菜摄入量，有利于尿酸的排出。在医生允许的范围内，尽可能多地喝水，促进尿酸排泄。

8. 运动

ESPEN指南推荐肿瘤患者均应进行积极的运动。运动处方可参照健康人推荐量进行，可为中等体力活动至少30分钟（最好能够45 ~ 60分钟），每周3次以上。尽管推荐证据的等级为低，但是积极的体力活动能够改善肌肉组织的流失，改善胰岛素抵抗和炎症反应。已有许多研究表明，积极的体力活动能够减少部分类型肿瘤的复发和延长患者生存期。

（四）营养支持治疗方式

1. 无菌膳食

出于对血液淋巴肿瘤治疗中的高剂量化疗和疾病本身所致的免疫功能

下降，容易发生食源性感染的考虑，对于接受高剂量化疗和骨髓干细胞移植的患者，既往曾采取为这类患者供应无菌性饮食。然而，对于进食无菌性饮食的时间和效果，尚缺乏大样本的研究。一般认为，对于接受骨髓移植的患者，可按照一般饮食进行管理。但是，对于为这类患者提供的饮食，应当严格遵守食品加工卫生准则，保证食物安全。

2. 口服营养补充

血液淋巴肿瘤患者接受化疗后，常存在肠道黏膜受损、恶心、呕吐、食欲不振，存在营养不良风险。对于这类患者，如经营养咨询后，仍然不能改善饮食摄入量，推荐患者行口服营养补充，以改善患者的营养状况。虽然口服营养补充常常不能达到营养治疗的目的，但能改善患者的能量摄入，缓解患者及其家属的心理压力。

3. 肠内营养

如患者能够接受，对于存在营养不良而不能通过口服营养补充改善的患者，开展肠内营养效果最好。即使患者因化疗导致胃肠道功能受损，合理选择制剂和输注方式，仍能取得良好的效果。在化疗时，给以肠内营养支持，可以维持或增加患者体重。

4. 肠外营养

如患者存在营养不良，而有肠内营养禁忌证或预计7天以上禁食者，可改行肠外营养治疗。短期肠外营养，患者易于耐受且效果良好，有利于患者肠道功能的恢复和纠正营养不良。需要注意的是，目前ESPEN指南暂不推荐对血液淋巴肿瘤患者补充谷氨酰胺，包括口服和静脉补充，尤其是骨髓干细胞移植患者，尚没有充足的证据支持补充谷氨酰胺可以改善化疗引起的肠炎、腹泻，及改善预后，反而有可能促进肿瘤的转移。

（张丕伟，姚颖，华中科技大学附属同济医院）

◆ 参考文献

[1] 王吉耀. 内科学（第2版）[M]. 北京：人民卫生出版社，2010: 791-824.

[2] Arends J, Bachmann P, Baracos V, et al. ESPEN guidelines on nutrition in cancer patients[J]. Clin Nutr, 2017, 36(1): 11-48.

[3] 吴国豪. 临床营养治疗理论与实践[M]. 上海：上海科技出版社，2015: 313-338.

七、肺癌的营养支持治疗

（一）饮食、营养素与肺癌

针对营养、饮食与肺癌的关系，国内外已开展了大量流行病学研究。目前令人信服的证据是，增加新鲜蔬菜和水果的摄入量可降低肺癌风险，可能是与其富含维生素C、维生素E、硒及其他植物化合物有关。上海市区女性非吸烟者肺癌的病例对照研究结果表明，蔬菜、水果的摄入量与肺癌的发生呈负相关。另一个上海地区男性队列研究发现，尿内检出异硫氰酸盐（ITC）者的肺癌相对危险度为0.66（95%CI: 0.4 ～ 0.99），ITC可能是保护性因素。ITC的主要来源为十字花科蔬菜，如卷心菜、洋葱、西蓝花等，同时有饮茶习惯者肺癌风险亦低。但吸烟是肺癌的超强危险因素，对于吸烟者，摄入高剂量的β-胡萝卜素和（或）维生素A营养补充剂反而会增加（不降低）肺癌的风险。膳食总脂肪、饱和脂肪酸和胆固醇高及过度饮酒则可能增加肺癌风险。

（二）肺癌患者治疗期的营养支持

每个肺癌（LC）患者的营养需求量不同，需要针对病情状况进行评估。半数患者有营养不良状况，同时发现治疗前给予营养充足的均衡饮食可增加患者对于化疗、放疗的耐受力，减少不良反应。

1. 营养支持的重要性

研究报道，新诊断的肺癌患者中，其5年生存期估计为5% ～ 16%。营养不良被认为是降低肺癌患者生活质量、预后和生存的关键因素。在诊断时，至少有45%的患者存在营养不良，并且这一比例随着疾病的进展而增加。影响营养状况的主要因素有厌食、消化不良和恶病质（与癌症相关的炎症反应所致的肌肉丢失）。超过一半晚期肺癌患者有厌食症，故需尽早开展个体化的营养筛查、营养评估（膳食调查，人体测量，实验室指标），计算患者能量需求。快速评价量表有厌食恶病质量表（ACS）、患者主观整体评估（PG-SGA）等。同时35%的未治疗非小细胞肺癌（NSCLC）患者味觉改变，而味觉障碍阻碍了患者的进食乐趣，从而影响其营养状况。可以使用包含16个项目的口味和气味调查问卷（TSS）帮助了解患者味觉情况，及时选择口味温和、温度较低或较冷的食品。对于量表或问卷评分较低，调整正常饮食仍不能纠正营养状况的患者予ONS或管饲饮食。

营养支持可改善肺癌患者的临床结局。Ataran等通过对674例行肺叶切除的NSCLC患者的研究发现，术后$BMI \geqslant 30kg/m^2$的患者生存率远高于$BMI < 30kg/m^2$的患者，目前BMI可作为肺癌切除术后生存期的预测因素。李红晨等将108例肺癌化疗患者随机分为对照组和肠外营养组，检测两组患者化疗前后的各项营养指标和免疫指标的变化，结果证实肠外营养可有效改善肺癌患者化疗后的营养状况和免疫功能。林丽华等将60例肺癌术后患者随机分为EN组和PN组，观察营养支持前后营养状况变化。结果表明，早期EN可改善患者蛋白质代谢和营养状况，疗效优于PN，证实术后早期肠内营养支持可改善患者营养状况。一项ONS的随机临床试验（RCT）研究，补充342kcal/d的患者在第一个化疗周期后的8周后体重、瘦组织（FFM）、骨骼肌质量、脂肪量增加。目前随着镇吐药的开发，与化疗相关恶心、呕吐症状得到有效遏制，包括早期强化营养支持（ONS，EN等）、食欲刺激药及适当的肺康复和（或）身体锻炼计划在内的多目标治疗措施得以实现，它不仅有益于体重，也有益于许多临床相关结局，预后更佳。

依据中国抗癌协会专家共识和中华医学会肠外肠内营养学分会指南，营养支持的推荐意见如下：

（1）无论根治手术还是姑息手术，患者均应按照加速康复外科（ERAS）原则和流程实施围手术期的营养支持。在手术前后应尽早经口流

质饮食或给予ONS。（A）

（2）化疗患者不推荐常规给予营养治疗。但对于存在营养风险和营养不良患者可进行营养治疗，首选肠内营养（口服或管饲）。（B）

（3）放疗患者若存在营养不良和具有潜在营养风险，推荐首选肠内营养（口服或管饲），尤其是放疗导致口腔和食管黏膜炎者，首选经皮内镜下胃造口术（PEG）。（B）

（4）放疗后有严重胃肠道黏膜炎不能耐受EN且需营养治疗患者，推荐PN。（C）

2. 营养支持方案

（1）能量：目标需要量按照间接测热法测定实际机体静息能量消耗，无条件测定时可按照25 ~ 30kcal/（kg·d）提供。

（2）蛋白质：外源性蛋白质能促进患者肌肉蛋白质合成代谢，纠正负氮平衡，修复损伤组织。含氨基酸的肠外营养支持可提高化疗后NSCLC患者血清酪氨酸的浓度，500ml/d氨基酸肠外营养液效果更佳。

（3）脂肪：提高能量密度高的营养素脂肪的占能量比。其中鱼油中的二十碳五烯酸（EPA）和二十二碳六烯酸（DHA）（ω-3）脂肪酸具有免疫调节作用，数项RCT都证实了ω-3脂肪酸能增强免疫，改善癌症患者的营养状况。46例接受化疗的晚期NSCLC患者口服含有EPA的营养补充剂8周，其体重、FFM、疲劳、食欲不振和神经病变均有改善。40例接受多途径治疗的Ⅲ期NSCLC患者接受2罐/天的蛋白质，能量密集型口服营养补充5周，其中含有ω-3脂肪酸 [（2.0g EPA + 0.9g DHA）/d]，其FFM增加，REE降低，白介素-6下降，生活质量（FAACT量表）改善。另外，肿瘤生酮疗法（简言之就是降低碳水化合物占能量比，升高脂肪的能量比）让中链脂肪酸（MCT）进入人们的视线。但由于至今仍未有大规模的RCT报道，再考虑到患者必需脂肪酸和抗炎、抗氧化的需求，目前仍建议传统的均衡膳食，对碳水化合物占比进行微量下调。

综上，肿瘤患者营养支持所需能量应根据患者日常饮食＋营养评估结果，给出个体化建议，一般为REE×体温系数×应激系数×活动系数，蛋白质目标推荐量为1.2 ～ 2.0g/（kg·d），尤其是手术创伤大的患者需求更高，推荐量为1.5 ～ 2.0g/（kg·d），来源以乳清蛋白为佳，脂肪占比30%，饱和脂肪酸、单不饱和脂肪酸、多不饱和脂肪酸三者所占的比例为≤1∶＞1∶1，饱和脂肪酸中增加中链脂肪酸（MCT）的占比，多不饱和脂肪酸增加ω-3PUFA的占比。降低碳水化合物，增加膳食纤维量和微营养素的摄入。针对肿瘤患者，目前市场上肠内、肠外营养制剂均有含生酮作用强的中链脂肪酸以及强化免疫的ω-3PUFA、精氨酸及谷氨酰胺等营养成分的产品。

（三）肺癌患者不同治疗阶段的饮食营养管理

1. 手术治疗

手术是临床治疗的主要干预手段之一，可以最大限度切除肿瘤病灶。但手术对于机体而言也是一种外源性创伤打击，会使患者产生一系列应激反应和术后并发症，加重代谢负担，对于营养的需求亦增加，同时患者消化、吸收能力差，综合因素导致营养不良的发生。

术后由于手术创伤，患者容易出现气短、乏力、胸闷、自汗等症状，可以先给予营养丰富的半流食或软食，经过一段时间后再逐步过渡到普通膳食。总体来说，为了促进伤口的愈合和病情的好转，应尽早恢复经口饮食，进食情况不佳导致摄入营养不足者，可给予肠内营养（ONS或管饲），但需要在营养师指导下选择肠内营养制剂或特殊医学用途配方食品，以促进消化、免疫等功能恢复。

2. 放化疗期和间歇期

（1）化疗

肺癌的化疗基本是全身用药，最主要的毒副反应集中在消化系统和造血系统。消化系统受损，主要表现为食欲不振，其次为厌食、恶心、呕吐、腹泻、便秘等。而造血系统受损，表现为三系下降（血白细胞总数、中性粒细胞、血小板及血红蛋白均下降）。针对食欲不佳的策略是给予易消化的食物，软饭、稀饭、面包、馒头、包子、鱼肉、鸡蛋、土豆、果酱等，并且少吃多餐。在化疗间歇期，采用易消化的高能量、高蛋白、高维生素及矿物质、低脂肪的饮食模式，如谷类、蔬果搭配鸡肉、鱼肉、鸡蛋等，烹调方式以煮、炖、蒸为主，注意食物的色、香、味，也可以用香菇、柠檬等食物调味来刺激食欲。忌食辛辣刺激的食物，避免加重胃肠道负担。

值得注意的是，非小细胞肺癌患者在服用靶向药物期间不能吃西柚、石榴、杨桃这些水果，因为它们含有柚苷、呋喃香豆素类和类黄酮化合物柚皮素等，能抑制肝、肠道系统中CYP3A4的活性，从而干扰靶向药的氧化代谢，影响靶向药的疗效。除此之外，出现胃肠道不良反应的患者饮食注意点如下：

① 恶心、呕吐者应服用镇吐药，待呕吐缓解后再喝水；尝试流质食物；避免太油腻或太甜食物；食用冷藏或温凉食物。严重者可吮食冰块、薄荷糖（如口腔疼痛，可不吃）。无法正常进食者在医生建议下采用静脉滴注葡萄糖、氨基酸、蛋白质等营养物质。同时可通过与朋友或家人聊天、听音乐、看电视来分散注意力，避免接触使患者恶心的气味，如油烟、香烟等。

② 腹泻者应避免进食油腻、刺激性及含粗纤维食物；适度摄取可溶性膳食纤维食物，如燕麦、苹果、香蕉、木耳等；服用益生菌；补充水分及电解质。

③ 便秘者应摄取高膳食纤维食物，摄取足量水分，服用益生菌，服用软便药物，养成散步和如厕的习惯。

（2）放疗

放射治疗是肺癌治疗的重要手段。患者在治疗期间常常会接受胸部、头部等部位的放疗，以控制局部病情，但放疗患者在疾病控制的同时，也会因为放射性食管炎、放射性肺炎或颅内压增高而导致食物摄入减少，进一步引起营养状况恶化。由于放疗对正常细胞和癌细胞都有杀伤作用，可引起口干咽燥、咳嗽、皮肤灼痛等症状，对进食影响较大，因此，癌症患者保持放疗顺利进行的前提是必须足够重视饮食营养支持。

因此，放疗期应多选择清淡少油腻、无刺激的食物，通过肉剁细、蔬果榨汁等形式，促进消化、吸收，提高食欲。如生梨汁、鲜藕汁、荸荠汁、胡萝卜汁、芦根汤、赤豆汤、绿豆百合汤、冬瓜汤、西瓜、蜂蜜、银耳羹、皮蛋瘦肉粥、银耳莲子羹、酸奶、龙须面等。放疗间歇期多食鱼、肉、蛋、新鲜蔬果为主的食物。采用煮、炖、蒸等方法，少食多餐。

（3）放化疗导致其他不良反应之饮食应对措施

① 放疗致口腔溃疡：应选择较凉、较软、较细碎或者流质食物，避免酸、辣或过于刺激食物，同时可考虑使用吸管吸吮液体。

② 放疗致吞咽困难：应调整食物质地，视不同情况予流质、细碎或泥状食物、半流质及软食；利用增稠剂增加食物黏稠度。

③ 放疗也容易引起骨髓抑制，导致白细胞和血小板下降，所以应多吃优质蛋白质的食物，如瘦肉、动物肝、动物血等。

（四）肺癌康复期饮食

1. 饮食原则

每个肺癌（LC）患者的营养需求量不同，需要针对病情状况进行评估。半数患者有营养不良状况，给予营养充足的均衡饮食有利于患者的预后。饮食原则如下：

（1）均衡膳食

进食足够量的瘦肉、鱼虾类水产、蛋、奶以补充蛋白质；增加蔬果类、豆类、坚果类和乳制品的摄入以增加钾、钙、镁摄入，尤其是绿叶菜；多吃十字花科的植物，如菜花、卷心菜；菌菇类食物，如木耳、香菇，均可以提高机体的免疫力，对抗癌细胞，提高机体免疫力。

（2）定时、定量、少食多餐，适合胃肠功能差的患者

有些患者治疗后味觉会发生改变，在烹调时可以适当使用柠檬、香菇、糖、醋等天然调味品以改善患者的食欲。

（3）多摄入含维生素A、维生素C、维生素E等抗氧化维生素的绿色蔬菜或水果

富含维生素A的食物有红心甜薯、胡萝卜、黄绿蔬菜、蛋黄、黄色水果；富含维生素C的食物有青椒、猕猴桃、柑橘、甘蓝、西红柿等；天然维生素E广泛存在于各种油料种子及植物油中，如麦胚芽、豆类、菠菜、蛋类。

2. 案例分析

曾女士，77岁，身高165cm，体重55kg，BMI 20.2kg/m²，退休工人，右肺癌术后伴多发转移。询问病史；了解肿瘤相关并发症，血糖、血脂、恶心、呕吐、食欲减退、吞咽困难等；了解患者饮食摄入的情况，内容包括：① 饮食习惯；② 每日几餐；③ 主食，蔬果，肉、蛋、乳制品，烹调油，坚果，调味品等的摄入；④ 身体活动情况；⑤ 烟酒摄入情况。

（1）膳食处方标准

计算标准体重165-105 = 60kg，实际体重为55kg，BMI 20.2kg/m²，属正常体重范围。计算每天能量的目标推荐量，按每天30kcal/kg体重计算每日总能量：60kg×30kcal/kg = 1 800kcal；脂肪按总能量30%：1 800kcal×30%÷9kcal/g = 60g；蛋白质按1.5g/（kg·d），60kg×1.5g/（kg·d）= 90g；碳水化合物为（1 800kcal − 60g×9kcal/g − 90g×4kcal/g）÷4kcal/g = 225g。

（2）膳食处方具体内容

主食（粮谷类）每日230g（生重），其中杂粮占三分之一。蔬菜500g/d（叶菜和瓜类为主），水果200g/d（含糖量低的水果为宜）。瘦肉类100g/d（以禽肉为主，减少畜肉类摄入），鱼虾100g/d（海鱼为佳）。蛋类2个/d，牛奶250ml/d。豆类及制品：大豆类30g/d，相当于豆腐130g或豆腐干65g。烹调植物油20g/d，食盐少于6g/d。

（孙建琴，复旦大学附属华东医院）

◆ 参考文献

[1] 廖美琳. 肺癌 [M]. 北京：中国医药科技出版社，2003.

[2] 中华医学会肠外肠内营养学分会. 肿瘤患者营养支持指南 [J]. 中华外科杂志，2017, 55(11): 801-829.

[3] 中国抗癌协会. 肺癌营养指南 [J]. 肿瘤代谢与营养电子杂志，2016, 3(1): 34-36.

[4] 李涛，吕家华，郎锦义，等. 恶性肿瘤放疗患者营养治疗专家共识 [J]. 肿瘤代谢与营养电子杂志，2018, 5(4): 358-364.

[5] Turcott J. Nutritional support of the lung cancer patient[J]. Journal of Thoracic Oncology, 2019, 14 (supp): S1157-1158.

[6] Sánchez-LaraK, TurcottJG, Juárez-HernándezE,et al. Effects of an oral nutritional supplement containing eicosapentaenoic acid on nutritional and clinical outcomes in patients with advanced non-small cell lung cancer: randomised trial[J]. Clinical nutrition, 2014, 33(6): 1017-1023.

[7] 石汉平. 肿瘤生酮疗法 [J]. 肿瘤代谢与营养电子杂志，2016, 3(2): 66-71.

八、乳腺癌的营养支持治疗

（一）饮食、营养素与乳腺癌

乳腺癌（breast cancer，BC）是乳腺腺上皮组织的恶性肿瘤，好发于女性患者。由于乳腺并不是维持人体生命活动的重要器官，所以原位乳腺癌并不致命。然而一旦乳腺癌细胞丧失了正常细胞的特性，细胞间连接松散，易脱落，游离的癌细胞可以随血液或淋巴液播散至全身，危及生命。目前已有大量前瞻性队列研究证实，饮酒、高脂肪和红肉的摄入会增加乳腺癌的风险，而低脂肪的摄入量会降低乳腺癌风险的结论尚未得到有力的证实，倒是脂肪酸的种类似乎更与乳腺癌相关。反式脂肪酸与乳腺癌风险增加有关；而大量摄入含 ω-3 PUFA 的深海鱼，与大豆异黄酮、β-胡萝卜素、膳食纤维一起可减少乳腺癌的发生风险。一些观察性研究亦发现，富含粗粮、深色蔬菜/水果、大豆及其制品、家禽类、鱼类和低脂乳品的膳食模式可以降低发生乳腺癌的风险和乳腺癌的总体死亡率，但叶酸补充剂可能会增加乳腺癌的风险，所以建议通过蔬果和全麦谷物获取叶酸。世界癌症研究基金会/美国癌症研究所（WCRF/AICR）主要推荐富含水果、蔬菜、粗粮和豆制品的膳食模式；美国公共卫生学院倡导成人每天至少喝 2.0～3.0 杯蔬菜汁，1.5～2.0 杯水果汁。目前不推荐膳食补充剂（如多种维生素或叶酸）及未知成分的保健品，禁忌胎盘及其制品。Federica 及 Lei 的研究均证实 WCRF/AICR 提出的饮食指南的有效性和科学性。尽管较多证据倾向 WCRF/AICR 推荐的饮食模式，倡导以此作为乳腺癌预防期或恢复期膳食范本，但膳食对乳腺癌的影响追根溯源还是与体重密不可分。一致的观察性研究表明，频度较高的体育锻炼对乳腺癌有益处。所以如果超重或肥胖，可增加或保持中等水平的体育锻炼来抵消饮食不当带来的负面影响。

（二）乳腺癌患者治疗期的营养支持

1. 营养支持的重要性

邓荣予的肠内营养支持之于化疗后乳腺癌患者，李红晨的肠外营养之于手术后乳腺癌患者的研究显示，与对照组相比，白蛋白和血红蛋白升高；体重、免疫指标一定程度的恢复；化疗不良反应和术后营养状况均得到改善，从而提高了患者的生存质量。

2. 营养支持方案

（1）能量和蛋白质

根据身高、体态、应激及营养等情况确定适宜的目标能量，如卧床患者20 ~ 25 kcal/（kg·d），活动患者25 ~ 30 kcal/（kg·d），女性、肥胖或老年患者20 ~ 25 kcal/（kg·d）等。若患者分类有交叉，则选择较高数值计算目标能量。成人蛋白质的基础需要量为0.8 ~ 1.0 g/（kg·d），肿瘤应激状态需要量为1.0 ~ 2.0 g/（kg·d）。

（2）脂肪

46例施行乳腺癌改良根治术后行化疗的患者给予脂肪乳氨基酸（17）葡萄糖（11%）注射液（ω-3PUFA）作为静脉营养液治疗7天显示，营养治疗可有效遏制化疗所致营养不良加重，减少对免疫功能的损害，增加患者对化疗的耐受性，同时应多补充肿瘤生酮疗法的中链脂肪酸（MCT）。但总体高脂肪（长链饱和脂肪酸）对乳腺癌构成威胁，同时过高的脂肪又对胃肠道造成负担，易导致腹泻、腹胀。故暂建议脂肪占比仍为30%，同时提高MCT与ω-3PUFA的占比，降低长链饱和脂肪酸和ω-6PUFA的占比。

（三）乳腺癌患者不同治疗阶段的饮食营养管理

1. 手术治疗饮食原则

乳腺癌患者一般手术会出现失血，术后食欲缺乏，消化、吸收功能下降，排便不顺等现象，导致营养吸收不良，影响术后恢复。故调整术前饮食可帮助治疗顺利进行。

（1）摄取足够的碳水化合物。充足碳水化合物可供给足够能量，减少蛋白质消耗。

（2）食用含高蛋白质的食物。如果饮食中缺乏蛋白质，就会引起营养不良，造成水肿，对乳腺癌术后伤口的愈合和病情恢复不利。

（3）多吃蔬菜、水果。蔬果中的维生素和矿物质对术后的修复有帮助。如维生素A和B族维生素可促进组织再生和伤口愈合；维生素K参与凝血过程，减少术中及术后出血；维生素C可降低微细血管通透性，减少出血。

（4）合理忌口，有利于伤口愈合。如避免煎炸、荤腥、厚味、油腻、辛温等食物。

2. 放疗、化疗期和间歇期

放疗期、化疗期及间歇期，患者在经历消耗体力的治疗后，往往出现食欲缺乏、恶心、呕吐、口腔炎等情况，自然影响食物的摄取，增加营养不良、愈后不佳的危险性。

（1）日常饮食原则，治疗初期的饮食同肺癌患者，过渡到普食则需遵循以下原则：

① 高能量、高蛋白质的均衡饮食。高生物价的蛋白质食物（奶类、肉、鱼、蛋、豆制品）占蛋白质总量一半以上。减少油炸、油煎的烹调方法，以清淡为主。

② 多种类、足量的蔬果摄取，每天至少达各1.5碗煮熟蔬菜和洗净的水果。

③ 食欲降低或以流质饮食为主者，可以少量多餐，每天6～8餐。

④ 适度体能活动，依照个体差异调整活动强度和频率，每天至少达30分钟。

（2）治疗方案导致不良反应之饮食应对措施：

① 味觉或嗅觉改变

a.吃新鲜蔬果，或将新鲜水果混入奶昔、冰激凌或酸奶中。

b.尝试用新调味料调味，如洋葱、大蒜、迷迭香、龙蒿、芥末或薄荷等。

c.加酸性调味料如柠檬水、柑橘类水果、醋来腌制食物。口腔溃疡患者不宜。

② 口干，口腔炎或口腔溃疡

a.烹调方法以蒸、炖为主，食物以清淡易消化，刺激小且细碎易煮烂为宜。避免辛辣、刺激、粗糙食物。进食后勿立即躺下，以免食物反流。

b.应细嚼慢咽，尽量进食冷藏或室温下柔软湿润的食物，如煮的嫩鸡肉和鱼肉、细加工的谷类等。食物中可加入黄油、肉汤、酸奶、牛奶等湿润的食物。

c.随时啜饮水，约2 000ml/d，或可用菊花、洋参片等泡水。或饮绿豆汤、西瓜汁、梨汁、藕汁，同时多吃生津蔬果，如白萝卜、莲藕、山药、猕猴桃。必要时可含薄荷润喉片。

d.养成良好卫生习惯，保持口腔清洁。用苏打水和盐水漱口，避免使用含酒精的漱口水，防止感染，促进溃疡愈合。

（四）乳腺癌康复期饮食

目前证据表明，遵循地中海饮食模式的乳腺癌幸存者可能更多地降低乳腺癌复发率，总死亡率和其他合并症，如心血管疾病的发生率。地中海饮食主要以植物化合物为主，这些活性物质至少可以部分地解释对乳腺癌的益处。由欧洲肠外与肠内营养学会（ESPEN）制定的针对癌症幸存者的营养治疗的最新指南，提出了一种健康的饮食模式，其特点是摄入足够的蔬果、全谷物，丰富的鱼类、禽类，适量摄入低脂乳品，限制红肉（每周不超过三份）、加工肉的摄入量。严格限制糖、糖果和酒精的摄入。

1. 饮食原则

（1）达到和保持健康的体重

尽量使体重维持在理想水平，即BMI18.5 ~ 23.9kg/m²。对于已经超重或肥胖的患者，应降低膳食能量摄入，并接受个体化的运动减重指导。但体重过重者不宜快速减重，合理范围为每月减少1 ~ 2kg。对于积极抗癌治疗后处于营养不良状态的患者，应由专科医师和营养师进行评估，制订和实施营养治疗改善计划。

（2）有规律地参加体力活动

避免静坐的生活方式，尽快恢复日常体力活动。18 ~ 64岁的乳腺癌患者，每周坚持至少150分钟的中等强度运动（大致为每周5次，每次30分钟或每周2次，每次75分钟的高强度有氧或抗阻运动）。年龄 > 65岁的老年患者应减少锻炼时间至10分钟以内。

（3）合理营养和膳食

以富含蔬果、全谷物、禽肉和鱼的膳食结构为主，减少富含精制谷物、红肉和加工肉、甜点、高脂奶类制品和油炸薯类的膳食模式。研究表明，每天摄入5份蔬果（每份相当于150g）、每周6天坚持步行30分钟以上的乳腺癌患者生存率最高。

① 脂肪

a.避免摄入过多的饱和脂肪或脂肪含量较高的红肉，应选用去皮鸡肉、鱼虾肉（不含鱼腹肉）、里脊肉（猪、牛）。

b.避免过多油脂：烹调多采用蒸、煮、炖、卤、凉拌等方法，避免煎、炸等烹调方式。用低脂或脱脂乳制品替代全脂奶。选择正确的好油，如ω-3PUFA多的亚麻籽油、核桃油和单不饱和脂肪酸多的橄榄油、茶油，或选用金枪鱼、三文鱼等富含ω-3PUFA的深海鱼。避免反式脂肪及饱和脂肪（黄油、牛油、动物性皮脂、棕榈油、椰子油）。

② 蛋白质

适量优质蛋白质。鱼、瘦肉、去皮的禽肉、蛋类、低脂和无脂的乳制品、坚果和大豆类等食物均是优质蛋白质的来源，同时可提供不饱和脂肪酸。以蔬菜、水果为主的膳食结构应补充足够的鱼类、奶类等优质蛋白质。

③ 碳水化合物

乳腺癌患者的碳水化合物应来源于富含基本营养成分和膳食纤维的食物，如蔬菜、水果、全谷物和豆类食物。全谷物中含有多种维生素、矿物质及其他营养成分，可以降低癌症和心脑血管疾病风险。而精制谷物中维生素、矿物质、膳食纤维的含量远低于全谷物。糖和含糖饮料（软饮料和果汁饮料）会增加膳食中能量的摄入，使体重增加，应限制摄入。

a.膳食纤维

建议每天膳食纤维摄取量为25～30g。膳食纤维分水溶性与非水溶性，前者包括果胶、树胶等，富含于蔬菜、水果、大麦、豆类；后者包括纤维素、木质素等，富含于全谷类、麦麸皮。主食以全谷类或杂粮饭代替白米饭，辅以各种蔬果。蔬果除了膳食纤维，还含有大量人体必需的维生素、矿物质、生物活性植物素，是低能量密度食物，可以帮助保持健康的体重。如不能摄入新鲜水果，则建议选择鲜榨果汁。

b.谨慎使用保健品，建议戒烟禁酒。

2. 案例分析

林女士，54岁，两个月前发现乳腺癌第1期，身高155cm，体重1个月内由63kg下降至56kg，一个月下降了7kg，属严重体重减轻。医师建议咨询临床营养师进行营养指导。已行单侧乳房切除术，并接受化学治疗。目前有化疗后不良反应，易疲劳、食欲缺乏、口腔干燥，实验室指标示白蛋白36g/L，血红蛋白130g/L，白细胞计数（WBC）3.8×10^9/L（较低），尿素氮、肌酐均在正常范围。近日食欲欠佳。早餐仅麦片粥，午餐米饭半碗，炒蛋和豆腐一些，青菜一些，萝卜贡丸汤（只喝汤），晚餐阳春面半碗，卤蛋一个，青菜少许。

（1）营养问题

① 因食欲不振导致能量摄取不足，蛋白质摄取不足。

② 白蛋白过低，白细胞计数过低，口腔干燥，食欲缺乏。

③ 主观整体评估（SGA）B级，属于中度营养不良。

④ 患者主观整体评估（PG-SGA）18分，亟需营养支持介入。

（2）膳食处方标准

计算标准体重：155kg-105kg = 50kg，实际体重为56kg，BMI 23.3kg/m²，属正常体重范围。计算每天能量的目标推荐量：

① 按每天30kcal/kg体重计算每日总能量：50kg×30kcal/kg = 1 500kcal；

② 脂肪按总能量30%：1 500kcal×32%÷9kcal/g = 53g；

③ 蛋白质按1.5g/（kg·d），50kg×1.5g/（kg·d）= 75g；

④ 碳水化合物为（1 500kcal-53g×9kcal/g-75g×4kcal/g）÷4kcal/g = 180g。

（3）膳食营养处方具体内容

主食（粮谷类）每日200g（生重），其中杂粮占三分之一。蔬菜500g/d（叶菜和瓜类为主），水果200g/d（含糖量低的水果为宜）。瘦肉类75g/d（以禽肉为主，减少畜肉类摄入），鱼虾75g/d（海鱼为佳），蛋类1个/d，牛奶200ml/d。豆类及制品：大豆类25g/d，相当于豆腐100g，豆腐干50g。烹调植物油20g/d，少食多餐。

（孙建琴，宗敏，复旦大学附属华东医院）

◆ 参考文献

[1] Chajès V, Romieu I. Nutrition and breast cancer[J]. Maturitas, 2014, 77 (1): 7–11.

[2] 中国抗癌协会乳腺癌专业委员会. 中国抗癌协会乳腺癌诊治指南与规范（2015版）[J]. 中国癌症杂志，2015, 25(9): 692–755.

[3] American Cancer Society. Guidelines on nutrition and physical activity for cancer prevention[J]. CA Cancer J Cin, 2012, 62(1): 30–67.

[4] Turati F, Dalmartello M, Bravi F, et al. Adherence to the World Cancer Research Fund/American Institute for Cancer Research recommendations and the risk of breast cancer[J]. Nutrients, 2020, 12(6): 607–622.

[5] Lei YY, Suzanne CH, Cheng A, et al. Adherence to the World Cancer Research Fund /American Institute for Cancer Research guideline is associated with better health–related quality of life among Chinese patients with breast cancer[J]. Journal of the National Comprehensive Cancer Network, 2018, 16(3): 275–286.

[6] Rowan T, Chlebowski B. Nutrition and physical activity influence on breast cancer incidence and outcome[J]. Breast, 2013, 22(supp): S30–S37.

[7] 邓荣，梅静峰，俞乔，等. 乳腺癌患者化疗中肠内营养的应用[J]. 江苏医药，2013, 39(24): 3009–3010.

[8] 李红晨，汪卫平，李丽，等. 胃肠外营养支持对乳腺癌病人术后营养和免疫功能的影响[J]. 肠外与肠内营养，2012, 19(1): 38–41.

[9] 王越华，李兆元，阮晓峰，等. 乳腺癌化疗中的营养治疗[J]. 临床外科杂志，2007, 15(6): 384–390.

九、头颈部肿瘤（口腔癌、鼻咽癌、喉癌）的营养支持治疗

头颈部肿瘤是临床上较为常见的恶性肿瘤之一，具有较高的发病率及死亡率。头颈部肿瘤早期常无典型临床表现，且发病较为隐匿，确诊时大多已为中晚期。放疗是头颈部肿瘤的主要治疗手段之一，早期患者常推荐行单纯根治性放疗或手术，中晚期患者推荐手术和放化疗结合的综合治疗。癌症患者由于年龄、癌症种类和阶段的不同，20% ~ 70%患者可发生营养不良，其中以头颈部肿瘤患者最常见。鼻咽癌是我国最常见的头颈部恶性肿瘤之一，高发于我国广东、广西、海南及福建等地。放疗和化疗是鼻咽癌的主要治疗手段。由于疾病本身和抗肿瘤治疗的影响，营养不良成为包括鼻咽癌在内的头颈部肿瘤患者常见的临床并发症，其中接受放疗的鼻咽癌患者是营养不良发生率最高的群体之一，营养不良严重影响患者的生存质量和预后。目前研究表明，合理的营养支持治疗对于鼻咽癌等头颈部肿瘤患者的生活质量和预后都有积极的影响。因此，对于鼻咽癌、口腔癌、下咽癌等头颈部肿瘤患者，为改善其预后，营养支持治疗是必不可少的。

（一）鼻咽癌患者的营养状况

恶性肿瘤属于消耗性疾病，部分患者在治疗前已存在营养不良的状况，而抗肿瘤治疗所导致的毒性反应，使营养状况进一步恶化，严重影响患者的生存质量及预后。近年来广泛使用的调强放疗（intensity modulated radiotherapy，IMRT），显著提高了鼻咽癌患者的生存率，并降低了部分治疗相关毒性反应，但患者的营养状况并无明显改善。文献报道，头颈部恶性肿瘤患者放疗期间体重下降发生率为32.7% ~ 68%，鼻咽癌患者体重下降发生率高达46%。张海荣等对104例接受调强放疗的鼻咽癌患者营养状况进行研究，结果显示放疗前后鼻咽癌患者营养不良发生率分别为6.73%

和69.23%，表明鼻咽癌患者放疗期间营养状况较前明显恶化。此项研究还对放疗期间鼻咽癌患者营养状况下降的影响因素进行了多元线性回归分析，结果显示急性放射毒性反应、患者焦虑程度、诱导化疗周期数是鼻咽癌患者放疗期间营养状况下降的影响因素（$P < 0.05$）。鼻咽癌患者的营养不良主要表现为体重丢失、能量代谢异常、血浆白蛋白降低和免疫功能下降，其中体重明显降低是其最重要的临床特点。多个研究表明，鼻咽癌患者在接受放化疗治疗后短期内体重有大幅度的下降，患者体重丢失一般是较长时间蛋白质和能量摄入不足的结果。

（二）鼻咽癌患者营养不良的相关因素

肿瘤患者并发营养不良往往是患者自身因素与疾病治疗方法等共同作用的结果。目前研究表明，肿瘤临床分期较晚、放化疗、个人疾病史及心理因素等与鼻咽癌患者营养状况有相关性。鼻咽癌患者出现营养不良主要与以下几个因素有关。

1. 肿瘤因素

由于解剖部位的特殊性，部分中晚期患者由于肿瘤侵犯颅底导致后组脑神经麻痹而出现吞咽困难症状，影响患者进食；另一方面，肿瘤细胞产生的TNF-α、IL-1、IL-6等促炎性细胞因子可导致系统性炎症反应，可引起全身性的碳水化合物、脂肪和蛋白质代谢障碍，并影响到神经内分泌调控，造成患者出现厌食症状，使得食物摄入减少。

2. 治疗因素

放疗是鼻咽癌患者首选的治疗方法，放疗靶区包含了头颈部的部分正常组织，会引起口腔黏膜、味蕾、唾液腺等组织器官损坏，造成患者口干、咀嚼和吞咽食物困难，味觉减退和食欲下降，影响患者进食。对于中晚期鼻咽癌患者，目前治疗指南推荐同步化疗是标准的治疗方式，化疗药物在杀灭肿瘤细胞的同时，亦有一定的不良反应，可导致食欲下降、恶心、呕吐等胃肠道反应，从而影响营养摄入，进一步加重了患者的营养不良状况。目前观点认为，同步放化疗所致毒性反应导致患者营养不良，体重减轻，而患者营养水平下降又反过来会加重放化疗所致不良反应，由此形成恶性循环。

3. 患者因素

部分患者在治疗前及治疗期间由于对疾病认知不足而存在不同程度的恐惧、焦虑、抑郁等心理障碍，而放化疗所致不良反应往往加重患者的悲观情绪，这些负性心理容易造成患者生理、精神、免疫紊乱，引起患者胃肠功能紊乱、食欲下降，营养物质摄入减少。另外，部分患者因担心摄入过多营养物质促进肿瘤进展而主动控制进食，亦容易导致营养不良。

（三）营养不良对治疗的影响

营养不良会增加恶性肿瘤患者放化疗期间毒性反应的发生率和严重程度。袁平等对接受放疗的130例头颈部肿瘤患者采用广义线性模型分析其营养状况和急性放射毒性的关系，结果显示患者营养不良状况与放射性皮炎、口腔干燥、咽炎/喉炎、疲劳、厌食存在线性关系，营养状况差的患者，急性放射毒性反应加重。另外，营养不良可引起患者体重减轻、脂肪重新分布以及身体轮廓变化，可能导致头颈部体膜固定体位重复性变差，影响放疗的精准性。

良好的营养状况不仅能提高患者生存质量，还能改善远期预后。余意等回顾性分析了191例初治无远处转移鼻咽癌患者的资料，根据治疗期间营养状况分为两组（对照组和营养不良组），分析营养状况与Ⅰ~Ⅱ期、Ⅲ~Ⅳa期鼻咽癌患者3年生存率、无远处转移生存率和无局部复发生存率的关系。单因素分析显示Ⅰ~Ⅱ期和Ⅲ~Ⅳa期鼻咽癌患者营养不良组的3年生存率、无远处转移生存率和无局部复发生存率均低于对照组，其中Ⅲ~Ⅳa期鼻咽癌患者的3年生存率和无远处转移生存率两组比较，差异有统计学意义（$P < 0.05$）。多因素分析显示营养状况是Ⅲ～Ⅳa期鼻咽癌患者总生存率和无远处转移生存率的独立预后因素。Zhang Wenna等人回顾性分析234例初治无远处转移鼻咽癌患者的资料，研究表明体重丢失率是无远处转移生存率的独立预后因素（$P = 0.03$）。鼻咽癌患者治疗期间营养不良现象常见，且对患者预后及生存质量均有重要影响，提示在临床治疗过程中要重视患者营养状况，并及时进行有效干预和治疗。

（四）鼻咽癌的营养支持治疗

基于循症医学依据，对营养不良的肿瘤患者进行营养干预已成共识，目前多项权威指南推荐对肿瘤患者应常规先进行营养评估，尽早发现营养不良，及时给予营养支持治疗。Lingbin Meng等将78例Ⅲ～Ⅳ期鼻咽癌患者分为早期营养干预组（$n = 46$）和晚期营养干预组（$n = 32$），早期组患者在放化疗开始时就接受了营养支持，而晚期组患者直到出现不良反应后才接受营养支持，结果两组患者在放化疗结束和之后3个月都有体重减轻，在放化疗3个月后早期组开始恢复体重，而晚期组体重继续减轻，在这两个时间点，早期组的体重减轻百分比均低于晚期组。对于BMI，白蛋白和前白蛋白水平也获得了相似结果（所有$P < 0.05$）。此外，早期组的晚期黏膜炎发生率较低，放疗中断超过3天的患者比例较低，因毒性反应延迟的放疗天数较少，而并发症计划外住院的患者比例也较低（所有$P < 0.05$）。提示早期营养干预可通过维持鼻咽癌患者的营养状况，增加放化疗的耐受性，并可以降低住院费用，改善患者的生活质量。

营养治疗指南推荐营养不良的规范治疗应遵循五阶梯治疗原则，由下而上分别为饮食+营养教育、饮食+口服营养补充、全肠内营养、部分肠内营养+部分肠外营养以及全肠外营养。当下一阶梯不能满足60%目标能量需求3～5天时，选择上一阶梯。无论采用何种营养治疗方式，均应该先评估患者的营养状况及能量需要，制订适合患者的营养方案，并根据体重及相关指标变化及时调整，以提高患者治疗的耐受能力，减轻不良反应，提高生活质量。

1. 营养宣教与管理

合理营养的平衡膳食及早期干预，可提高患者对放化疗的耐受性。患者入院后建议由营养师对患者及家属进行营养知识方面的宣教，让其认识到营养支持对疾病治疗的重要性，并根据患者的营养状况，制订适宜的饮食营养方案。有病例对照研究显示，利用个体化营养咨询与教育的方法，合理安排患者膳食，提高了患者营养摄入，明显改善头颈部肿瘤患者的营养状况。

2. 口服营养补充

口服营养补充是以增加口服营养摄入为目的，将能够提供多种宏量营养素和微量营养素的营养液体、半固体或粉剂的制剂加入饮品和食物中经口服用。该方法简单实用，是国内外营养治疗指南共识推荐的肠内营养方式首选途径。陈媛媛等前瞻性随机入组114例局部晚期鼻咽癌患者，干预组（58例）从放疗起予口服肠内营养干预，对照组（56例）予常规饮食，治疗前中后分别收集体重、血象及营养评估资料等。结果显示，放化疗期间两组患者体重进行性下降，对照组下降趋势更明显，与对照组相比，干预组放疗中断率更低（0∶7%，$P = 0.039$），同步化疗完成率更高（78%∶64%，$P = 0.020$），血清总蛋白、白蛋白稳定性也更高（$P = 0.003$、0.001）。治疗开始后营养筛查状况两组同样进行性下降，但对照组NRS-2002≥3分患者显著多于干预组（$P < 0.05$）。表明鼻咽癌患者放化疗中体重下降及营养不良风险逐步增加，口服营养补充能够提高治疗耐受性及血清蛋白稳定性。苏端玉等将83例鼻咽癌初治患者随机分为营养支持组（40例）和无营养支持组（43例），营养支持组采用口服营养补充的方式，结果营养支持组放疗后营养风险发生率、体重下降比例均低于无营养支持组，差异具有统计学意义。无营养支持组2/3级口腔炎、食管炎发生率较营养支持组

高，放疗疗程更长，表明口服营养支持有助于减少鼻咽癌患者体重丢失，减轻急性放射性口咽黏膜反应，进而提高患者的生活质量。Wen Jiang等人前瞻性随机入组100例局部晚期鼻咽癌患者，随机分为营养支持组（50例）和无营养支持组（50例），营养支持组在放化疗开始即予口服营养补充。研究表明，放化疗后营养支持组显著性减少体重丢失（$P = 0.036$）、BMI下降（$P = 0.021$），血清白蛋白稳定性也更高（$P = 0.048$）。

3. 肠内营养

当患者胃肠功能良好，存在解剖或原发疾病的因素不能经口补充者，管饲肠内营养应为首选。短期可经鼻胃管进行，长期则需行经皮内镜下胃造口术（percutaneous endoscopic gastrostomy，PEG）或经皮内镜下空肠造口术。邢燕等将进行放疗的170例鼻咽癌患者，随机分为鼻饲组和肠外营养组，比较两组患者放疗前后血清白蛋白、血红蛋白、体重等营养指标及发生毒性反应的差异。结果鼻饲组患者放疗后各项营养学指标明显优于肠外营养组（$P < 0.05$）。鼻饲组患者贫血、血小板降低、恶心、呕吐、放射性皮炎的发生率显著低于肠外营养组（$P < 0.05$），而口腔黏膜损害、口腔炎、吞咽痛和口干的发生率与肠外营养组相比无显著差异（$P > 0.05$），表明相对肠外营养，鼻饲是鼻咽癌患者较好的营养支持方式，有助于患者保持体重，保证放化疗的顺利完成。但长期置管可导致鼻腔、咽部、食管及胃黏膜糜烂，并易引起反流性食管炎以及吸入性肺炎，应加强对相关并发症的预防。

由于大部分鼻咽癌患者放化疗期间发生不同程度的口腔和口咽部急性放射性黏膜炎，同时伴有口干、味觉改变等急性放疗毒性，影响进食，即使给予口服营养补充或通过鼻胃管等营养干预措施，总体效果仍差强人意。经皮内镜下胃造口术（PEG）是替代鼻饲维持机体长期营养需求的特殊管饲营养方法，适合各种原因引起的长期吞咽困难或进食困难而胃肠功能正常者。与传统鼻胃管相比，PEG更具长期使用等优势。相对外科胃造口，PEG具有创伤小、并发症少、操作简单、术后恢复快等优点。许昀等报道福建省肿瘤医院对71例初诊进展期鼻咽癌患者放化疗前行PEG，放化疗期间行胃造口饮食及相关护理，监测放化疗不良反应、治疗耐受性及体重、血清白蛋白等营养指标情况，结果表明，对初诊进展期鼻咽癌患者行预防性经皮内镜下胃造口术简单易行，安全可靠，提高了患者同步放化疗的耐受性，降低了毒性反应，减少了因放化疗毒性反应导致放疗中断的时间，提高了同步化疗的完成率，改善了患者的营养状况及生活质量，为鼻咽癌的辅助支持治疗提供了新的方法。

4. 肠外营养

根据循证依据，营养支持途径首选肠内营养，必要时肠内与肠外营养联合应用。在肿瘤治疗的开始及过程中，除考虑尽早实行肠内营养干预外，当患者进食困难且肠内营养不能满足日常需要时可适当给予肠外营养。

总之，鼻咽癌等头颈部肿瘤患者在治疗前后存在一定程度的营养不良，会增加治疗期间的毒性反应发生率，降低放化疗的耐受性，影响患者的治疗效果和预后，降低患者的生活质量。因此，对肿瘤患者应常规先进行营养评估，尽早发现营养不良，及时给予营养支持治疗。患者入院后建议对患者及家属进行营养宣教，对营养不良的患者首选口服营养补充，并根据五阶梯治疗原则逐级采用营养治疗方法。

（郭增清，福建医科大学附属肿瘤医院，福建省肿瘤医院）

◆ 参考文献

[1] Arends J, Baracos V, Bertz H, et al. ESPEN expert group recommendations for action against cancer-related malnutrition[J]. Clin Nutr, 2017, 36(11): 1187-1196.

[2] Cao SM, Simons MJ, Qian CN. The prevalence and prevention of nasopharyngeal carcinoma in China[J]. Chin J Cancer, 2011, 30(2): 114-119.

[3] Colombo P, Mangano M, Bianchi PA, et al. Effect of calories and fat on postprandial gastro-oesophageal reflux[J]. Scand J Gastroenterol, 2002, 37(1): 3-5.

[4] Giorgio C, Alessandra G, Carlo GP, et al. Influence of weight loss on outcomes in patients with head and neck cancer undergoing concomitant chemoradiotherapy [J]. Head Neck, 2008, 30(5): 503-508.

[5] Brown T, Banks M, Hughes BGM, et al. New radiotherapy techniques do not reduce the need for nutrition intervention in patients with head and neck cancer[J]. Eur J Clin Nutr, 2015, 69(11): 1119-1124.

[6] 周福祥. 放疗性营养不良临床评估及治疗[J]. 肿瘤代谢与营养电子杂志，2014, 1(2): 21-25.

[7] 张海荣，洪金省，苏丽，等. 鼻咽癌患者放疗期间营养指数模型构建及营养状况下降影响因素分析[J]. 中国卫生统计，2015, 32(6): 959-962.

[8] Lees J. Incidence of weight loss in head and neck cancer patients on commencing radiotherapy treatment at a regional oncology centre[J]. Eur J Cancer Care, 1999, 89(2): 133-136.

[9] Kenway N, Fai LS, Philip J, et al. Nutritional consequences of radiotherapy in nasopharynx cancer patients[J]. Nutr Cancer, 2004, 49(2): 156-161.

[10] 高凤莉，张福泉，鲁重美. 头颈部肿瘤病人放疗期间营养状况变化

及放疗毒副反应的研究 [J]. 临床消化病杂志，2008, 20(4): 214–216.

[11] 郭尔钢，吴成，胡国清. 鼻咽癌患者病程中的营养状况 [J]. 中国肿瘤临床，2018, 45(10): 492–496.

[12] Li G, Jiang XY, Qiu B, et al. Vicious circle of acute radiation toxicities and weight loss predicts poor prognosis for nasopharyngeal carcinoma patients receiving intensity modulated radiotherapy[J]. J Cancer, 2017, 8(9): 832–838.

[13] 苏颖颖. 癌症放疗病人的心理障碍原因分析及护理对策 [J]. 全科护理，2008, 6(34): 3120–3121.

[14] 袁平. 头颈部肿瘤患者营养状况与放射治疗急性毒性反应关系的探讨 [D]. 福建医科大学，2010.

[15] 余意. 系统营养干预对鼻咽癌治疗的影响 [D]. 南方医科大学，2009.

[16] Zhang W, Chen Y, Chen L, et al. Importance of maintaining body weight for prevention of distant metastasis of nasopharyngeal carcinoma: An alternative workflow for cancer–risk assessment[J]. J Cancer, 2017, 8(22): 2269–2276.

[17] Meng L, Wei J, Ji R, et al. Effect of early nutrition intervention on advanced nasopharyngeal carcinoma patients receiving chemoradiotherapy[J]. J Cancer, 2019, 10(36): 3650–3656.

[18] 中国抗癌协会肿瘤营养与支持治疗专业委员会组织. 中国肿瘤营养治疗指南 [M]. 北京：人民卫生出版社，2015: 24–121.

[19] 石汉平. 肿瘤营养疗法 [J]. 中国肿瘤临床，2014, 41(18): 1141–1144.

[20] Koji H, Tarannum F, Daiju H, et al. Efficacy of elemental diet on prevention for chemoradiotherapy–induced oral mucositis in patients with oral squamous cell carcinoma[J]. Support Care Cancer, 2016, 24(9): 953–959.

[21] Agostino P, Michela M, Maria C, et al. Early nutritional intervention improves treatment tolerance and outcomes in head and neck cancer

patients undergoing concurrent chemoradiotherapy[J]. Support Care Cancer, 2010, 18(8): 837–845.

[22] Paula R, Isabel M, Marques VP, et al. Cancer: Disease and nutrition are key determinants of patients' quality of life[J]. Support Care Cancer, 2004, 12(2): 246–252.

[23] 中国抗癌协会，中国抗癌协会肿瘤营养与支持治疗专业委员会，中国抗癌协会癌症康复与姑息治疗专业委员会，等. 口服营养补充指南 [J]. 肿瘤代谢与营养电子杂志，2015, 2(4): 33–34.

[24] 陈媛媛，黄爽，胡巧英，等. 口服营养补充对鼻咽癌放化疗患者近期营养状况及治疗耐受性影响 [J]. 中华放射肿瘤学杂志，2019, 28(8): 575–579.

[25] 邢燕，张健，张含凤，等. 两种营养方式在鼻咽癌放疗患者营养干预中的对比研究 [J]. 预防医学情报杂志，2016(4): 390–394.

[26] Jiang W, Ding H, Li W, et al. Benefits of oral nutritional supplements in patients with locally advanced nasopharyngeal cancer during concurrent chemoradiotherapy: An exploratory prospective randomized trial [J]. Nutr Cancer, 2018, 70(12): 1299–1307.

[27] 许昀，林锦，韩露，等. 经皮内镜下胃造口术在进展期鼻咽癌中的应用 [J]. 中国癌症杂志，2013, 1(12): 989–994.

第六章
专业营养解决方案

一、常规膳食

常规膳食是指根据不同疾病的病理和生理需要将各类食物通过改变烹调方法或改变食物质地而配制的膳食，包括普食、软食、半流食和流食。普通膳食（general diet，GM），简称"普食"，是医院患者的基础膳食，约50%以上的住院患者采用此膳食，大多数治疗膳食也都在普通膳食的基础上衍化而成。对于肿瘤患者的营养，总能量、蛋白质、无机盐、维生素、纤维素、水分等需要全面、充分地供应，膳食原则为：

1. 每日供给的营养素应达到我国成年人推荐供给量要求；供给合理、平衡的膳食：各种营养素种类齐全、数量充足、比例合理恰当，符合其相应的能量和营养素供给量标准，使之既能保持膳食的平衡，又能满足机体营养和治疗的需要。

2. 膳食中能量应充足，总能量需要量按基础代谢、食物特殊动力作用、从事各种活动和疾病消耗计算，一般每日总能量宜为1 800 ~ 2 600kcal，以人群参考大约需要每日2 000kcal，可以根据个体情况进行增减。

3. 肿瘤患者应增加富含优质蛋白质食物的供给：蛋白质供给应占总能量的15% ~ 20%，约为75 ~ 100g，其中动物蛋白质以占总蛋白30%为佳，包括动物蛋白和豆类蛋白在内的优质蛋白质占比以40%以上为佳。

4. 适量脂肪和碳水化合物：脂肪应占总能量的20%～30%，约60～70g/d，包括主、副食及20g左右烹调油。碳水化合物应占总能量的55%～65%，为450g/d左右。

5. 注意维生素、矿物质和微量元素的补充：供给一定量的植物性食品，避免维生素缺乏。

6. 供给一定量的食物纤维：食物纤维可促进肠蠕动，利于有毒物质的排出，并具有降低血脂和预防癌症的作用。因此每天宜进食300～500g蔬菜，供给一定量的食物纤维。

7. 保证水的出入量平衡：水是饮食中的重要成分之一。住院患者视病情确定水的摄入量，通常水的出入量应保持平衡。每天水的需要量随体重、年龄、气候和工作而有差异，一般1 200～2 000ml/d，不包含食物水分约1 000ml；水的排出量为呼吸蒸发水约350ml，皮肤蒸发水约550ml，粪便排出水约100m1，肾排出水约1 500ml，合计约2 500ml。

另外，需要注意，膳食治疗时某些食物的加减或禁用必须符合营养治疗要求。常规膳食在配合治疗方面也有着不可忽视的作用，故也应认真加强管理。

（一）普食

1. 特点

普食与正常健康人饮食基本相似，除尽量不用或少用油煎炸的食物、辛辣和刺激性强的食物外，凡健康人能用的食物，大多都能用作普通膳食。每日供应早、午、晚三餐，每餐间隔4～6小时。

2. 适应证

应用范围广，约占所有膳食的50%～65%。主要适用于膳食不受限制、无消化功能障碍、体温正常或接近正常的患者及恢复期患者和产妇等，如眼科、耳科、鼻科、妇科、骨科、脑科、胸科等非消化道手术前后或恢复期，以及内科非消化道疾病、非危重患者或恢复期患者等。

3. 膳食原则

（1）每日供给的营养素应达到我国成年人推荐供给量要求，蛋白质75 ～ 100g，总能量1 800 ～ 2 600kcal，膳食配制应以均衡营养为原则。应避免用强烈辛辣刺激性食品，少用油炸食品及不易消化的食品。

（2）满足饱腹感：每餐膳食应有适当的体积，以满足患者的饱腹感，避免因饥饿引起身体不适。

（3）注意食物多样化和烹调方法，以增进食欲：每日供给的食物品种不少于五大类，使各餐中主副食多种多样，避免单调；烹调时保持色、香、味、形和美观可口，从而增进食欲。需要注意，患者由于疾病状态致使口味发生变化，常有各种不适，故应根据具体情况而定，在遵守健康膳食原则的前提下尽量满足患者的口味。

（4）每日三餐，适当分配各餐膳食和能量：将全天的膳食适当地分配于各餐，并符合全日热能分配比例，即早餐30%，中餐40%，晚餐30%。

（5）少用或不用刺激性食物（如尖辣椒等）、强烈的调味品（如芥末、胡椒、咖喱等）、难以消化的食物（如油炸食物等）、过分坚硬的食物（如硬果和油炸食物等）、产气过多的食物（如碳水化合物等）。

（二）软食

1. 特点

介于半流食与普食之间，软而烂，容易咀嚼和消化，能量可以达到1 800 ～ 2 200kcal，是营养充足的平衡膳食。

2. 适应证

低热患者、患有肠道疾病消化不良的患者、口腔有咀嚼障碍的患者、老年人等。

3. 膳食原则

（1）增加富含维生素C的食物，如番茄、新鲜水果等。

（2）食物无刺激性，易消化，主食以馒头、软饭、面条、粥、豆腐等为主。

（3）禁油炸食物、强烈辛辣调味品，少用含粗纤维的蔬菜，不用或少用大块的肉、禽、韭菜、豆芽、咸鱼、咸肉和其他咀嚼不便的食物。

（三）半流食

1. 特点

介于流质饮食与软食之间的过渡膳食，每日5～6餐，全日蛋白质50～60g，总能量1 500～2 000kcal。

2. 适应证

发热、口腔疾病、咀嚼困难、胃炎、肠炎等，其消化功能尚不能适应正常饮食者。

3. 膳食原则

（1）禁用辛辣刺激性食物，避免过冷或过热的食物，少量多餐，每餐食物的总容量为300ml左右。

（2）食物应细、软碎、易咀嚼、易吞咽，一般食物都应切小制软。

（3）少量多餐，忌用粗纤维、粗粮、咀嚼吞咽不便的食物，食物无刺激性，易消化，主食以馒头、烂饭、面条、粥等为主。每日供给的营养素应达到或接近我国成年人推荐供给量。

（4）一般半流质膳食：食物稀软，膳食纤维较少，根据病情和消化能力，可吃些软荤菜、软素菜及去皮软水果等。

（5）少渣半流质膳食：比较严格地限制膳食中的纤维，除过滤的菜汤、果汤、果汁外，不用其他果菜。

（四）普通流食

1. 特点

食物呈液体状态，在口腔内能溶化为液体，比半流质饮食更易于吞咽和消化，无刺激性。流质膳食所供营养素均不足，因此只能短期应用，作为过渡期的膳食。

2. 适应证

高热患者，口腔、面颊部及外科手术前后以及急性胃肠炎、食管狭窄等疾病患者，急性感染、危重患者等。

3. 膳食原则

（1）所用的食物皆需制成液体或进口即能溶化成液体。

（2）每日供应6～7次，每次200～250ml，总能量不超过1 000kcal，特殊患者按营养师医嘱而定。

（3）避免过咸或过甜。注意饮食中成酸食物和成碱食物之间的平衡。

（4）根据病情不同，调整流质内容。在一般全流质之外，为了适应病情需要，医院膳食中还设有清流食、冷流食、忌甜流食等。

（五）清流食

1. 特点

是一种限制较严的流质膳食，不含胀气食品，较普通全流质膳食更清淡。服用清流质膳食，可供给液体及少量能量和电解质，以防身体脱水。

2. 适应证

腹部手术后，由静脉输液过渡到全流质或半流质膳食之前，先采用清流质；用于准备肠道手术或钡灌肠之前；作为急性腹泻的初步口服食物，以液体及电解质为主，仅作为严重衰弱患者的初步口服营养。

3. 膳食原则

禁食牛奶、豆浆、浓糖及一切易致胀气的食品，每餐数量不宜过多；

所供能量及其他营养素均不足，只能短期内应用，长期应用易导致营养缺乏。

（六）冷流食

1. 特点

完全冷的、无刺激性流质食品。

2. 适应证

用于喉部手术后最初一两日，如扁桃体切除患者，上消化道出血患者也适用。

3. 膳食原则

不用热食品、酸味食品及含刺激性食品，防止引起伤口出血及对喉部刺激。

（七）忌甜流食

1. 特点

本流质膳食中的糖类以多糖为主，忌用单糖浓缩甜食。

2. 适应证

倾倒综合征（进食较多或甜食后，上腹部饱胀、发紧或微痛，伴有心慌、出汗、头晕等）、糖尿病患者。

3. 膳食原则

流质内容应尽量减少糖类食品，少用单纯浓缩甜食、果汁饮料等。可用蒸鸡蛋、鸡汤、过箩粥、豆腐脑、稠米汤等。

（李增宁，河北医科大学第一医院）

◆ 参考文献

[1] 陶晔璇，蔡威，汤庆娅，等. 成人营养素需求量指南 [J]. 中国临床营养杂志，2007, 2(1): 10–12.

[2] 贾震易. 家居肿瘤患者的口服营养补充 [J]. 肿瘤代谢与营养电子杂志，2015, 2(1): 19–22.

[3] Sánchez–Lara K, Turcott JG, Juárez–Hernández E, et al. Effects of an oral nutritional supplement containing eicosapentaenoic acid on nutritional and clinical outcomes in patients with advanced non–small cell lung cancer: Randomised trial[J]. Clin Nutr, 2014, 33(6): 1017–1023.

[4] 畅立圣，张洁，丁明明，等. 忌口理论及其对肿瘤患者临床指导意义探讨 [J]. 中国中医基础医学杂志，2019, 25(10): 1469–1472.

[5] 王越. 膳食纤维对盆腔肿瘤放疗患者营养状况及免疫功能的影响 [D]. 山东大学，2019.

[6] 李苏宜，张小田，丛明华，等. 规范化肿瘤营养治疗示范病房标准 [J]. 肿瘤代谢与营养电子杂志，2019, 6(1): 35–40.

[7] 蒋亭安，孙丽红. 植物型膳食对胰腺癌患者营养状况影响的研究 [J]. 中国食物与营养，2018, 24(3): 71–73.

[8] 李增宁，陈伟，齐玉梅，等. 恶性肿瘤患者膳食营养处方专家共识 [J]. 肿瘤代谢与营养电子杂志，2017, 4(4): 397–408.

[9] 石汉平，凌文华，李薇. 肿瘤营养学 [M]. 北京：人民卫生出版社，2012.

[10] 中国营养学会. 中国居民膳食指南（2016）. 北京：人民卫生出版社，2016.

[11] 中国营养学会. 中国居民膳食营养素参考摄入量（2013版）. 北京：科学出版社，2014.

二、特殊医学用途配方食品

（一）特殊医学用途配方食品的定义、分类及作用

特殊医学用途配方食品（foods for special medical purpose，FSMP）定义：为了满足进食受限，消化、吸收障碍，代谢紊乱或特定疾病状态人群对营养素或膳食的特殊需要，专门加工配制而成的配方食品。该类产品必须在医生或临床营养师的指导下单独食用或与其他食品配合食用。包括适用于0月龄到12月龄的特殊医学用途婴儿配方食品和适用于1岁以上人群的FSMP。

FSMP属于特殊膳食用食品。当目标人群无法进食普通膳食或无法用日常膳食满足其营养需求时，FSMP可以作为一种营养补充或替代途径，起到营养支持作用。针对不同疾病的特异性代谢状态，FSMP对相应的营养素含量做了特别规定，能更好地适应特定疾病状态或疾病某一阶段的营养需求，为患者提供有针对性的营养支持，是进行临床营养支持的一种有效途径。但这类食品不能作为药品，不能代替药物的治疗作用。

FSMP分为全营养配方食品、特定全营养配方食品、应激状态食品（创伤、感染、手术及其他）、非全营养配方（组件）食品四大类。

全营养配方食品采用的是高蛋白全营养配方，主要成分为乳清蛋白、大豆蛋白、小麦低聚肽、深海鱼低聚肽、聚葡萄糖和低聚果糖等，可以全面补充人体所需的蛋白质、能量和各种微量元素。适用于重大疾病的恢复期、重大手术及创伤的营养支持，也可作为日常膳食的营养补充。口服和管饲均可，可单独使用，也可与其他肠外肠内营养制剂搭配使用。

特定全营养配方食品可以说是"具有特殊性质的加强版特定全营养配方食品"。特定全营养配方食品是在相应年龄段全营养配方食品的基础上，依据特定疾病的病理生理变化而对部分营养素进行适当调整的一类食品，它一般会按照患者的病情进行适当的调整和改动，是"特殊化处理"的一

种全营养配方食品。适用于特定疾病或医学状况下需对营养素进行全面补充的人群，并可满足人群对部分营养素的特殊需求。常见的特定全营养配方食品有13种。目前科学证据充分、应用历史长的8种特定全营养配方食品，包括糖尿病全营养配方食品、慢性阻塞性肺疾病（COPD）全营养配方食品、肾病全营养配方食品、恶性肿瘤（恶病质）全营养配方食品、炎性肠病全营养配方食品、食物蛋白过敏全营养配方食品、难治性癫痫全营养配方食品、肥胖和减脂手术全营养配方食品。其他5种特定全营养配方食品包括肝病全营养配方食品，肌肉衰减综合征全营养配方食品，创伤、感染、手术及其他应激状态全营养配方食品，胃肠道吸收障碍、胰腺炎全营养配方食品，脂肪酸代谢异常全营养配方食品。

非全营养配方食品的组分比较明确，由整蛋白、短肽和氨基酸、碳水化合物、脂肪等为主要组分，配方中含有种类比较齐全的维生素和矿物质。非全营养配方食品可满足目标人群部分营养需求，适用于需要补充单一或部分营养素的人群，不适用于作为单一营养来源。该类产品应在医师或临床营养师的指导下，按患者个体特殊的医学状况，与其他FSMP或普通食品配合使用。

（二）肿瘤患者FSMP的应用

1. 肿瘤患者营养状况

营养不良是肿瘤患者病情加重甚至死亡的重要危险因素之一。在全世界范围内，有13%～69%的住院患者存在营养不良的问题，肿瘤患者营养不良和恶病质的发生率极高，中国抗癌协会肿瘤营养与支持治疗专业委员会《常见恶性肿瘤营养状况与临床结局相关性研究，INSCOC》发现，我国67%肿瘤住院患者存在中重度营养不良，但我国肿瘤患者营养不良治疗率低，导致临床综合治疗效果差，且营养不良会导致患者住院时间延长、术后并发症发生风险增加、感染率和死亡率增加、医疗支出增加。

2. 肿瘤患者代谢特点

恶性肿瘤患者生理代谢的变化主要包括：第一，糖耐量减低，胰岛素敏感性降低，进食后胰岛素释放减少，补充胰岛素又会造成蛋白质分解速率下降。第二，骨骼肌蛋白质加速丢失，整体蛋白质更新速率提高，能量消耗加速，最终造成蛋白质-能量营养不良，同时会削弱患者抗肿瘤治疗的耐受力。第三，体内脂肪减少，巨噬细胞在肿瘤的刺激下产生肿瘤坏死因子，无法完全氧化游离脂肪酸而出现高脂血症症状，在饥饿状态下宿主的脂肪储备被大量消耗，造成肿瘤患者出现营养不良。

3. 肿瘤患者应用FSMP的目的

（1）减少损伤：减少急性和慢性放射性损伤及化疗药物对正常细胞的杀伤。

（2）减少感染和并发症：提升机体免疫功能，增强对病原菌感染的抵御能力，减少并发症出现。

（3）减少入院次数和费用：加速伤口康复和愈合，缩短住院时间，减少治疗费用。

（4）保持体重：增加蛋白质和肌肉合成，抑制分解，提高患者的生活质量。

（5）增强免疫力：促进身体免疫系统建设，补充合成原料，增强免疫刺激，抑制炎症反应。

（6）增加耐受和依从性：肠内营养符合生理，促进患者长期功能恢复。

（三）FSMP适用于肿瘤患者的证据和指南

无证据表明营养治疗会促进肿瘤生长；营养良好的围手术期患者不需要常规使用营养治疗；营养治疗不应作为营养良好患者进行化疗时的常规辅助手段；终末期肿瘤患者中，通常较少使用营养治疗。

（四）FSMP营养治疗适应证、禁忌证和停用指征

虽然在肿瘤患者的手术、放疗、化疗等治疗过程中并不需要常规推荐营养治疗，但各国指南均明确强调，在进行积极的抗肿瘤治疗的患者中，如果存在营养不良或有严重营养不良风险时，营养治疗是必需的也是正确的。营养筛查和营养评估有助于及时、早期发现营养不良或营养风险。目前临床上对肿瘤患者进行营养不良筛查或评估的量表有很多，如PG-SGA、SGA、NRS-2002、MUST、营养不良筛查工具（malnutrition screening tool，MST）等，其中PG-SGA是肿瘤患者特异性营养评估工具，是美国营养师协会（American Dietetic Association，ADA）、美国营养与膳食学院（Academy of Nutrition and Dietetics，AND）等单位的首选推荐，中国抗癌协会肿瘤营养与支持治疗专业委员会2.3万肿瘤患者的临床应用证实了PG-SGA在中国肿瘤患者的有效性和可行性，PG-SGA≥4分就认为存在营养不良。

1. 肿瘤患者应用FSMP的适应证

严重营养不良（体重丢失≥20%，或经口摄食不足需要量60%达一周以上，或PG-SGA≥9分）的非终末期患者是营养治疗的绝对适应证；而轻、中度营养不良或放化疗患者出现3～4级不良反应患者是营养治疗的相对指征，是否实施营养治疗主要取决于抗肿瘤治疗对机体可能产生的影响；存在营养风险并接受放疗、化疗及手术等任何可能加重营养风险的患者应该进行营养治疗；因胃肠道功能障碍或其他代谢、药物、放疗等不良反应预期摄入不足超过一周者应给予营养治疗；仅存在营养风险、轻/中度营养不良而无进一步抗肿瘤治疗的患者，只需要制订营养治疗计划或提供饮食指导。

2. 肿瘤患者应用FSMP的禁忌证

不能或不愿经口摄食者；严重恶心、呕吐者；完全肠梗阻者；严重消化、吸收障碍者；消化道活动性出血，血性胃内容物＞100ml者；严重胃

排空障碍者。

3. 肿瘤患者停用FSMP的指征

当患者经口进食恢复或能够维持良好营养状况时停用FSMP。

（五）特殊营养物质在肿瘤患者中的应用

1. 谷氨酰胺（glutamine，Gln）

在应激状态下，机体自身合成谷氨酰胺不能满足机体需要，有必要进行外源性补充。谷氨酰胺可以大量地被体内高速增殖的细胞所摄取，如成纤维细胞、肿瘤细胞、免疫细胞、肠黏膜细胞等，因此，谷氨酰胺是机体应激状态下的必需氨基酸。谷氨酰胺具有提高免疫组织抗肿瘤的作用，补充谷氨酰胺可以提高机体对抗肿瘤治疗的耐受性以及肠黏膜上皮细胞的修复能力。强化谷氨酰胺还能促进谷胱甘肽的合成，提高机体抗氧化能力，减轻放化疗对身体的损伤。

2. 精氨酸

非必需氨基酸中的精氨酸可以在创伤、饥饿、应激状态下转化为必需氨基酸。对肿瘤患者补充精氨酸一方面可以加速蛋白质的合成，有助于维持患者的肌肉量；另一方面也能够有效提高细胞自身的免疫功能。动物实验表明，外源性补充精氨酸一方面能够降低化学性致癌物的致癌作用，另一方面能够抑制肿瘤细胞在体内的生长和转移。临床研究表明，0.5g/100kcal精氨酸即能够起到增强患者免疫功能、减少术后感染的作用。

3. ω-3脂肪酸

ω-3脂肪酸以二十碳五烯酸（eicosapentaenoic，EPA）和二十二碳六烯酸（docosahexaenoic acid，DHA）的形式存在。ω-3不饱和脂肪酸的代谢产物是三烯酸环氧化物和五烯酸脂氧化物，这些物质通过竞争性抑制的方式影响花生四烯酸的代谢，能够起到减轻机体炎症反应，保护免疫系统的作用。其能够影响肿瘤恶病质的调节递质，起到抑制肿瘤生长、延缓机体肌肉的丢失、延缓肿瘤恶病质发生发展的作用。除此之外，ω-3脂肪酸还能够有效提高不同肿瘤治疗方案的疗效，减轻放化疗的毒性作用，调节肿瘤细胞对化疗药物的反应。

4. 低聚木糖

有研究表明，低聚木糖对人胃癌细胞BGC-823有一定程度的抑制作用，抑制效果基本上呈浓度－时间依赖关系。Maeda等利用酸法从藻类中获得低聚木糖，该低聚木糖能够促使癌细胞染色体凝聚，同时诱导ADP核糖聚合酶降解，从而降低人类乳腺癌细胞MCF-7的活力，增强机体的抗癌能力。总之，目前大量研究表明，低聚木糖具有抗癌、抗肿瘤的作用。

（六）不同条件下肿瘤患者的FSMP营养治疗

1. 非终末期手术患者

（1）肿瘤患者围手术期营养治疗的适应证与非肿瘤患者围手术期营养治疗的适应证类似，营养治疗不作为实施外科手术治疗的常规措施。

（2）中度营养不良计划实施大手术患者、重度营养不良患者建议在手术前接受营养治疗1～2周，预期术后7天以上仍然无法通过正常饮食满足营养需求的患者，以及经口进食不能满足60%需要量一周以上的患者，应给予术后营养治疗。

（3）开腹大手术患者，不论其营养状况如何，均推荐术前使用免疫营养5～7天，并持续到术后7天或患者经口进食＞60%需要量时为止。免疫增强型肠内营养应同时包含ω-3脂肪酸、精氨酸、核苷酸、支链氨基酸和谷氨酰胺五类底物。

不论何种情况，只要患者肠道功能正常，优先通过肠内营养途径对患者进行营养支持。

2. 非终末期放、化疗患者

（1）放/化疗或联合放化疗患者不常规推荐使用营养治疗。

（2）放/化疗伴有明显不良反应的患者，如果已有明显营养不良，则在放/化疗期间同时进行营养治疗；放/化疗严重影响摄食并预期持续时间＞1周，而放/化疗不能中止，或中止后较长时间内仍不能恢复足够饮食者，应给予营养治疗。

（3）肿瘤放化疗致摄食减少以及体重下降时，强化营养教育/饮食指导可使大多数患者摄食量增加、体重增加。

（4）肠内营养时给予普通标准营养剂。

3. 终末期患者

（1）对患者进行个体化评估，制订合理方案，选择合适的配方和途径。

（2）营养治疗可能提高部分终末期肿瘤患者的生活质量。

（3）患者接近生命终点时，无需再提供任何形式的营养治疗，仅需提供适当的水和食物以减少患者的饥饿感。

（七）肿瘤患者给予FSMP的一般流程

首先对肿瘤患者进行营养不良风险筛查，筛选出需要进行营养治疗的肿瘤患者，设置患者行营养治疗要达到的目标，根据患者所患肿瘤类型、分期、所选择的临床治疗方式（手术、放疗及化疗）及患者的具体营养状况有针对性地选用合适的FSMP，并在营养治疗期间进行密切观察和监测，以明确患者营养状况的改善情况及有无其余并发症的发生。

1. 肿瘤患者给予营养治疗的指征

体重指数BMI＜18.5kg/m^2，近6个月体重下降超过10%，血白蛋白＜40g/L，血前白蛋白＜250mg/L。

2. FSMP制剂的选择

对营养不足的一般肿瘤患者，短期应用肠内营养制剂可使用普通配方，对于肠内营养≥5天的患者，应该选择肿瘤专用配方。这些产品主要添加了提高肿瘤患者免疫力的成分（如精氨酸）和一些营养成分，目的是改善营养状况和减少抗肿瘤治疗的不良反应。

3. 患者依从性和治疗有效性的监测

首次使用时，1～2周后评估配方；之后3个月，每月做一次营养评估，评估间隔不得超过3个月；若治疗3个月，营养状况再无明显改善，则减量至停用或咨询医师或临床营养师。

总之，大多数肿瘤患者都会发生不同程度的营养不良，对肿瘤患者进行营养治疗是患者综合治疗的重要组成部分，而FSMP是肿瘤患者营养治疗的首选，当前研究结果显示，对肿瘤患者给予FSMP营养治疗能够改善患者的营养状况，提高患者对放化疗的耐受力。

（李增宁，河北医科大学第一医院）

◆ 参考文献

[1] 杨溢，朱晓光. 特殊医学用途配方食品现状综述 [J]. 食品安全导刊，2018, 10(14): 69–71.

[2] 田宏，李娓，李慧婷，等. 肿瘤病人特殊医学用途配方食品的研究进展 [J]. 价值工程，2017, 36(14): 231–233.

[3] 王春颖，李晓军，马跃英，等. 特殊医学用途配方食品的现状分析 [J]. 农产品加工，2018, 12(21): 63–67.

[4] 范光森，张茜，肖林，等. 低聚木糖在特殊医学用途配方食品中的应用 [J]. 中国食品添加剂，2016, 10(2): 158–165.

[5] 李增宁，陈伟，齐玉梅，等. 肿瘤患者特殊医学用途配方食品应用专家共识 [J]. 肿瘤代谢与营养电子杂志，2016, 3(2): 95–99.

[6] 中华人民共和国卫生部. 国家标准 GB 29922–2013 食品安全国家标准特殊医学用途配方食品通则 [S]. 2013.

三、口服营养补充

营养不良是一个公共卫生问题，全世界各个国家都在采取积极的措施对其进行有效防治。最近一项全球的综述报告显示，各国医院内的患者及社区居民中营养不良的患病率和发生率均较高，尤其是高龄、消化道疾病、呼吸系统疾病、神经系统疾病和恶性肿瘤患者发生营养不良的风险更高。营养不良不仅对疾病的临床结局造成不良影响，更增加了政府医疗经济成本。口服营养补充（oral nutritional supplements，ONS）是一种有效的营养支持方式，可以补充日常饮食的不足，加强食物中的蛋白质、碳水化合物、脂肪、矿物质和维生素等营养素含量，满足机体对营养物质的需求。20世纪70年代，商品化的口服营养补充应用于临床，主要包括含多种营养物质的液态、半固体或粉状的肠内营养剂，能提供完整或部分营养素的需求。一般情况下，当膳食提供的能量、蛋白质等营养素在目标需求量的50% ~ 75%时，可以提供口服营养补充作为额外的营养补充，通常提供1 673.6 ~ 3 765.6kJ（400 ~ 900kcal）/d。ONS既可以作为三餐以外的营养补充，也可作为人体唯一的营养来源以满足机体需要，维持或改善患者的营养状况。ONS具有符合人体生理特点、方便、安全、经济、易于吸收且依从性较好等特点，是营养治疗的首选手段。许多研究和meta分析均证实，合理的ONS使用可以使各类营养不良患者在营养、功能、临床和经济学方面获益。

ONS适应证：中华医学会肠外肠内营养分会（Chinese Society for Parenteral and Enteral Nutrition，CSPEN）指南推荐的ONS适用人群十分广泛，对于能够经口进食且胃肠道结构及功能基本完整者，ONS是理想的营养支持治疗手段，可以满足患者的营养需求。ONS适用人群包括：存在营养不良或营养风险的各类住院患者，营养不良患者的围手术期准备，能量和蛋白质摄入量较低的患者，慢性消耗性疾病的患者，有咀嚼和吞咽障碍的患者，虚弱或食欲不振的老年人，接受手术或放化疗的恶性肿瘤患者，短肠综合征、肠瘘患者，炎症性肠病、严重的吸收障碍、胃全切除术后患者等。其中恶性肿瘤患者由于疾病本身、肿瘤治疗及心理等因素，有着极高的营养风险。研究显示，约有55%的恶性肿瘤患者出现进食减少，71.6%的患者存在营养不良，然而，仅有57.6%的患者接受营养支持治疗。此外，进食减少对于胃肠手术患者营养状况的变化可以起到早期预测作用。

ONS禁忌证：因各种原因不能经口进食的患者。在下列情况下不宜使用ONS：机体严重感染、休克而不能进食者，复杂消化道瘘、腹腔感染者，肠梗阻，短肠综合征急性期，炎症性肠病急性期伴严重腹泻，严重营养不良、肠壁水肿及衰弱者等。

（一）口服营养补充在围手术期肿瘤患者中的应用

外科手术肿瘤患者营养不良发生率较高，主要是由于疾病、手术创伤应激以及围手术期禁食等造成较长时间无法正常进食或进食不足。能量及蛋白质的摄入不足可引起机体分解代谢增加、自身组织消耗、体重丢失、术后并发症增加、器官功能降低、病死率增加。术前营养不良常导致感染性并发症增加、住院时间延长等不良临床结局。ONS是围手术期营养支持治疗的重要方式。大量临床研究结果显示，ONS对于加速伤口愈合、恢复机体组成、减少体重丢失、降低术后并发症发生率和再入院率、缩短住院时间、改善生活质量均有积极作用。CSPEN指出术前筛查和评估明确为营养不良的患者，需要进行营养治疗。欧洲肠外肠内营养学会（European Society for Parenteral and Enteral Nutrition，ESPEN）指南建议：对于6个月内体重下降大于10%、血清白蛋白低于30g/L、SGA评分C级或BMI小于18.5的严重营养不良患者，术前应给予7～14天的营养治疗。作为一种简便、有效的营养治疗方式，ONS是术前营养治疗的首选手段，适用于大多数患者。

对于存在营养风险或营养不良且能够经口进食的手术肿瘤患者，围手术期应尽早给予ONS。如果预计围手术期不能正常进食超过5～7天，或口服进食少于推荐能量和蛋白质摄入的60%，术前应给予ONS；对于术后早期恢复经口进食不能满足机体营养需求患者，推荐实施ONS支持，以增加能量及蛋白质的摄入量。

通常术前ONS至少使用10～14天。对于非限期手术患者，推荐使用ONS直至相关营养指标得以改善或可以满足手术条件为止；术后ONS应用至患者能够恢复正常饮食，且通过日常膳食摄入可达到机体营养物质的目标需求时再停用。

关于ONS的推荐剂量方面，饮食加ONS应达到机体日常能量及蛋白质的推荐需要量，或除日常饮食外ONS至少达到1 673.6～2 510.4kJ/d（400～600kcal/d）。对于重度营养不良患者、大手术创伤患者以及需要进行术后辅助放化疗的恶性肿瘤患者，推荐出院后继续应用ONS 2周至数月。同时，围手术期ONS的使用应根据患者的耐受性采用循序渐进的原则。

（二）ONS在老年肿瘤患者中的应用

老年人在生理、代谢及功能上发生了一系列改变，机体组成及器官功能以及对能量、各种营养物质、体液的需要量均发生变化，同时老年肿瘤患者常伴有糖尿病、高血压、冠心病、慢性阻塞性肺疾病及慢性肾功能不全等各种慢性疾病，存在潜在的器官功能不全、机体生理储备不足、对应激的反应性下降，从而造成身体、精神、心理和（或）社会功能受限。据估计，有5%～30%的居家老年人、6%～70%的养老院居民以及20%～60%的住院老年患者存在营养不良或具有营养不良风险。研究显示，老年患者发生营养不良或存在营养不良风险时，将严重影响组织器官功能，降低生活质量，增加再住院率，延长住院时间，甚至增加并发症发生率和病死率，同时给伴随的急、慢性疾病的诊治带来了困难。

ONS作为肠内营养支持治疗的首选途径，目前在老年肿瘤患者中已得到了广泛应用。有研究显示，在改善营养状况方面，老年患者给予ONS后每日能量或蛋白质摄入总量明显提高，且ONS可以增加老年患者体重，减少瘦组织群丢失，同时可补充人体所需的微量营养素。在并发症和病死率方面，ONS能降低老年患者以及老年手术患者围手术期的并发症发生率和病死率，节省医疗费用，具有较高的经济效益。有研究表明，蛋白质含量高的ONS可以减少老年患者压疮的发生率。在机体功能和生活质量方面，使用ONS的老年患者具有明显的功能性改善和生活质量提高，主要表现为日常生活能力的提升、骨骼肌握力的增强以及疲劳的改善等方面。也就是说，存在营养不良或营养不良风险的老年患者，应给予ONS来增加机体的能量、蛋白质和其他营养素摄入量，改善机体营养状况，增强握力等机体功能，降低并发症发生率，改善患者生活质量。

在实际工作中，ONS的临床疗效受到患者依从性、疾病严重程度和恶心、腹泻等不良反应以及医疗费用等因素的影响。因此，ONS临床疗效的发挥需要专业营养指导小组的指导及肿瘤患者、家属的密切配合。

（三）ONS在肿瘤合并慢性疾病中的应用

合并慢性疾病的肿瘤患者的营养不良或营养不良风险的发生率较高。减少慢性疾病患者瘦组织群和脂肪含量的丢失，改善患者的营养状况，对慢性疾病的原发病治疗以及改善患者的预后具有积极作用。研究发现，ONS可以有效缩短慢性阻塞性肺疾病（COPD）患者住院时间，减少住院费用，降低30天再住院率；也可以使正在透析的慢性肾脏病患者血清白蛋白含量明显升高，营养状况明显改善，红细胞生成素使用明显减少。此外，ONS对于糖尿病、慢性肝病等慢性病患者均表现出积极作用。

因此，当合并慢性疾病的肿瘤患者存在营养不良或营养不良风险时，应选择合适的ONS，如疾病专用型制剂进行营养补充。ONS能增加营养不良或营养风险的慢性疾病患者的体重，减少瘦组织群和脂肪含量的丢失，改善机体的营养状况和组织器官功能，甚至降低并发症发生率和再住院率，缩短住院时间，提高生活质量。

需要注意的是，合并不同慢性疾病的肿瘤患者对ONS的选择和使用方式也不尽相同。临床上，COPD患者应采取少量多次的方式以避免餐后呼吸困难和腹胀、反流的发生。糖尿病患者在选择ONS时应尽量减少餐后血糖的上升，肿瘤患者需要高蛋白ONS来维持和减少瘦组织群的丢失。非透析的慢性肾脏病患者需要低蛋白和低磷ONS来避免其对肾脏造成的负担，而透析患者则需要高蛋白和低磷ONS来补偿透析后机体蛋白质的丢失。慢性心脏病患者则需要能量加强型ONS，以避免过多的液体量摄入。因此，ONS在慢性疾病中的应用应注意个体化。根据不同的疾病需要和特点选择相应的ONS来改善机体的营养状况，维护组织器官功能。

（四）ONS在肿瘤患者康复期中的应用

肿瘤患者营养不良的发生率较高，营养不良及机体消耗是恶性肿瘤患者常见的致死因素。肿瘤患者营养不良的原因及发生机制很复杂，有肿瘤本身的因素和肿瘤治疗的影响，许多因素可能同时或相继作用从而导致了营养不良的发生，而厌食和营养物质摄入不足则是肿瘤患者营养不良的主要原因。营养不良直接影响肿瘤治疗效果，增加并发症发生率，降低生活质量甚至影响预后。

ONS能增加肿瘤患者康复期能量和蛋白质的摄入量，改善营养状况，提高放化疗等治疗的耐受性，甚至延长生存期，改善生活质量。对于存在营养不良或营养不良风险的康复期肿瘤患者，应首先进行强化营养教育；当经口进食无法满足机体营养需要时，则早期给予ONS；行放化疗的肿瘤康复期患者应使用个体化的营养教育或联合ONS来避免营养状况的恶化，维持营养素的摄入，增加治疗的耐受性，减少放化疗的中断。肿瘤患者康复期可考虑使用含有鱼油等免疫营养成分的ONS。值得注意的是，营养不良或营养不良风险可能伴随着肿瘤患者终生，强化营养教育对改善肿瘤患者康复期的营养状况至关重要。

（五）口服营养补充在肿瘤患者家庭中的应用

由于受到住院时间、术前等待时间等因素限制，围手术期营养治疗无法完全在住院期间实施，因此术前及术后患者居家期间的营养治疗十分重要，这也是医院内营养治疗的延续。推荐对于胃癌、食管癌、胰腺癌、十二指肠癌等恶病质发病率高的消化道肿瘤患者，居家期间应持续给予ONS。ONS治疗同样适用于体质虚弱、活动能力差的高龄居家老年肿瘤人群，可以改善其体力状况和增加活动量。一项研究显示，家庭ONS可以改善社区老人微型营养评定法（mini nutritional assessment，MNA）的评分，缩短住院时间，降低护理次数及护理花费。

ONS在实施过程中应遵循循序渐进的原则逐渐加量，分次口服或加入日常饮食中，逐渐递增到目标量。对适应性较差者，在ONS之前可尝试应用米汤或面汤进行调适以提高对ONS的耐受性。ONS实施前及实施过程中给予患者及家属充分的指导非常重要，指导内容包括用量、制剂冲调和饮用方法等，以减少不良反应的发生。

ONS具有简便易行、符合生理等优点，是肠内营养疗法的首选途径，已受到国内外越来越多学者的关注。合理的ONS支持治疗可以改善肿瘤患者的临床结局。临床实践中ONS的实施需要综合考虑经口进食量、机体的代谢状态、疾病的严重程度等，同时选择合适的ONS制剂，遵循个体化原则，以使肿瘤患者最大获益。

（张片红，浙江大学医学院附属第二医院）

◆ 参考文献

[1] 中华医学会肠外肠内营养学分会. 成人口服营养补充专家共识 [J]. 消化肿瘤杂志（电子版），2017, 9(3): 151–155.

[2] Jpma II, Renken RJ, Ter Horst GJ, et al. The palatability of oral nutritional supplements: Before, during, and after chemotherapy. Support Care Cancer[J], 2016, 24(10): 4301–4308.

[3] Arends J, Bachmann P, Baracos V, et al. ESPEN guidelines on nutrition in cancer patients[J]. Clin Nutr, 2016, 14(16): 30181–30189.

[4] 石汉平. 恶性肿瘤病人营养诊断及实施流程 [J]. 中国实用外科杂志，2018, 38(3): 257–261.

[5] 贾震易. 家居肿瘤患者的口服营养补充 [J]. 肿瘤代谢与营养电子杂志，2015, 2(1): 19–21.

[6] 石汉平，曹伟新，江志伟，等. 口服营养补充的临床应用 [J]. 肿瘤代谢与营养电子杂志，2016, 3(4): 229–230.

[7] 中华医学会老年医学分会，《中华老年医学杂志》编辑委员会. 老年人肌少症口服营养补充中国专家共识(2019)[J]. 中华老年医学杂志，2019, 38(11): 1193–1197.

[8] Chervenkova S. Adult oral nutritional supplement prescribing and food first optimisation for malnutrition management in care home patients[J]. Clin Nutr, 2020, 35(2): 246.

[9] 高留节，邵婷婷，郑婉珍，等. 营养教育联合口服营养补充对结直肠癌化疗患者临床结局的影响 [J]. 中国临床保健杂志，2020, 23(2): 223–225.

[10] Riley K, Sulo S, Dabbous F, et al. Oral nutritional supplements for preventing surgical site infections: Protocol for a systematic review and meta–analysis[J]. JPEN, 2020, 44(1): 58–68.

四、肠内营养（管饲）

常见的肠内营养途径可分为两种：口服和管饲。管饲又可分为两种：经鼻管饲和经皮造口置管。如果患者的营养干预预计小于4周，被称为短期营养支持，则建议接受经鼻管饲，如鼻胃、鼻十二指肠或空肠管；如果患者需要长期的营养支持，则建议使用造口置管，如经皮胃、十二指肠或空肠造口。

（一）鼻饲管途径

鼻饲管顾名思义，是将营养管经鼻腔置入消化道的一种肠内营养途径。鼻饲管可直接插入胃内，称为鼻胃管；如果鼻饲管终端在十二指肠内，则称为鼻十二指肠管；到达空肠则称为鼻空肠管。鼻饲管的置入过程与造口置管相比，创伤较小，且拆取相对方便、简单。但是其容易造成鼻咽部机械刺激、出血、感染等问题。对于头颈部放疗患者，可能加重他们的口腔或咽喉黏膜的炎症。因此，不建议此类患者长期使用鼻饲管。有研究还发现，患者出院后，在家长期使用鼻饲管可能对患者造成社交压力。综上所述，鼻饲管途径比较适合短期需要营养干预的患者。因此，我们建议经口进食困难或经口进食无法达到需求量，营养支持预计小于4周或无法确定营养干预时长的患者，宜使用经鼻饲途径进行肠内营养支持。

鼻饲管类型选择的基本原则为根据患者消化道损伤的位置选择。消化道器官的顺序从上到下为食管、胃、十二指肠和空肠。喂养管的终端应置于具有损伤的消化道器官的下一个消化道器官。比如，口腔、咽喉或者食管癌患者，可把喂养管置于胃部，即选用鼻胃管；胃癌、严重胃食管反流、胃动力障碍、误吸风险极高的患者，可选用鼻十二指肠管。如果患者消化道完整且功能正常，但经口进食无法满足营养需求，则可直接选用经鼻胃管，比如精神障碍、厌食以及非消化道恶性肿瘤患者等。

当然，每种经鼻饲管方式均有禁忌证，比如患有顽固性呕吐、严重胃食管反流、胃排空障碍、食管炎、食管狭窄的患者，严禁使用鼻胃管。肠道远端肠梗阻、小肠吸收不良、小肠运动障碍等肠道损伤的患者，不宜使用鼻十二指肠或空肠管。

（二）造口置管

对于需要长期营养支持的患者而言，大于4周应选用造口置管，其置管过程需要外科手术或内镜引导手术。考虑到长期鼻饲管可能造成鼻面部以及上消化道刺激，影响患者的舒适感，并且增加呼吸道感染的机会，因此建议长期营养支持的患者使用造口置管。目前临床上可采用经皮内镜下胃造口术（percutaneous endoscopic gastrostomy，PEG）为患者置管，无需外科手术。此技术是在内镜引导下把饲管经过腹壁放置于胃部或空肠。相比于外科手术，经皮内镜下胃造口术只需要局部麻醉，并且操作时间短，并发症较少，被广泛推广。但总的来说，造口置管的并发症比鼻饲管严重，操作和护理也均比鼻饲管复杂，费用也相对较高。造口置管位置的选择原则与鼻饲管相似，吮吸或吞咽障碍，食管狭窄、闭锁、肿瘤等患者，意识障碍或昏迷的患者，均可选用胃造口途径。喂养吸入风险高、胃肠道瘘、胃蠕动障碍、重症胰腺炎、重大复杂手术后的患者，应选用空肠造口途径。

胃造口禁忌证包括原发胃部疾病（如胃癌）、胃排空障碍、顽固性呕吐、严重胃食管反流。空肠造口的禁忌证包括肠梗阻、广泛肠粘连、消化道出血、大量腹水、放射性肠炎、重度炎症性肠病。

（三）肠内营养输注方法

肠内营养的输注方式大致分为三种：一次性推注，间歇性滴注以及连续性输注。根据患者的胃肠道耐受情况、喂养管终端位置、肠内营养液的性质、管饲方式以及营养需要量来确定患者适合哪种肠内营养输注方式。

1. 一次性推注

一次性推注的方法是将配制好的肠内营养液通过注射器缓慢推注，经喂养管输注入胃内的一种喂养方法。推荐胃肠功能正常且病情稳定的患者使用。根据美国肠外肠内营养学会发布的《肠内营养实践建议》，患者每日可一次性推注3～8次；如果胃肠道耐受良好，可每8～12小时增加60～120ml，直到达到目标量。根据临床经验，患者一般可耐受每次缓慢推注500ml，每天3～4次。这种操作简便，节约时间，无需使用输液泵，因此费用较便宜，输注时间可接近于正常饮食的间隔，因此只要患者可以耐受，应鼓励患者使用此方法。

因为一次性大量推注营养密度较高的营养液，尤其是在推注速度较快的情况下，会降低患者胃肠道的耐受性，引发腹胀、腹痛、恶心、呕吐等消化道症状。一旦出现这些症状，应建议患者暂停10～15分钟，待症状缓解后再继续推注剩余营养液。随着患者使用肠内营养的次数增多，这些症状可慢慢随着胃肠道的逐步适应有所改善。肠造口患者不宜使用一次性推注法，因其可能导致肠管扩张，出现腹胀、呕吐、腹泻等症状。

2. 间歇性滴注

间接性滴注是将配制完成的肠内营养制剂置入管饲容器，输注管与喂养管相连，利用重力作用或通过泵缓慢滴注，滴注速度应由慢到快，根据患者耐受情况逐渐增加。每次可滴注250～500ml，平均速率在100～200ml/h，每次可持续1～2小时，每日4～6次，滴注间隔可接近正常膳食间隔。间歇性滴注在临床中使用较多，与一次性推注相比，患者耐受性更好；与连续性输注相比，允许患者拥有更多自由时间，对日常活动的影响较小，患者的生活质量更高。

3. 连续性输注

对于不能耐受一次性大量推注和间歇性滴注的患者，连续性输注是更好的选择。连续性输注是指在输液泵的作用下，也可在重力作用下连续12 ～ 20小时输注，适用于多数经胃肠管饲，特别是危重及空肠管饲的患者。起始速度一般10 ～ 40ml/h，3 ～ 5天后逐步加量至100 ～ 125ml/h。多数患者3 ～ 5天能达到目标营养需要量。因为输注速度较慢且匀速，可潜在提高胃肠道的耐受性，降低误吸的风险，胃残留减少。适用于因抗肿瘤治疗或肿瘤负荷造成的胃肠道功能障碍的患者和危重患者，对于小肠喂养的患者，如空肠造口，仅限使用连续性输注的方法。但是连续性输注因需要肠内营养泵，使用费用相对较高，并且在一定程度上限制了患者的活动自由。值得庆幸的是，随着科学发展，现代的肠内营养泵已发展成便携式，在一定程度上提高了患者的适应性和灵活性。

输注的体积、速率、浓度都应从低水平开始，逐渐过渡至患者可以耐受的程度。根据美国肠外肠内营养学会发布的指南，建议连续性输注应从10 ～ 40ml/h开始，如果患者可以耐受，每8 ～ 12小时增加10 ～ 20ml/h，大约3 ～ 5天可达到肠内营养的需求量。但也有些研究发现，持续性输注可在刚开始时就达到目标速率，但对于高渗透压的配方应谨慎，通常需要一段时间才能达到目标速率。

（丛明华，中国医学科学院肿瘤医院）

◆ 参考文献

[1] 中国抗癌协会肿瘤营养与支持治疗专业委员会. 中国肿瘤营养治疗指南 [M]. 北京：人民卫生出版社，2015: 99-106.

[2] 中华医学会肠外肠内营养学分会老年营养支持学组. 中国老年患者肠外肠内营养应用指南（2020）[J]. 中华老年医学杂志，2020, 39(2): 119-132.

[3] 石汉平. 临床营养操作规范 [M]. 北京：人民卫生出版社，2016: 79-81.

[4] 中国抗癌协会肿瘤营养与支持治疗专业委员会肿瘤营养通路学组. 中国恶性肿瘤营养治疗通路专家共识（2018）[M]. 北京：人民卫生出版社，2018: 10-29; 69-77.

[5] 中国抗癌协会胃癌专业委员会中华医学会外科学分会胃肠外科学组. 胃癌围手术期营养治疗中国专家共识（2019版）[J]. 中国实用外科杂志，2020, 40(2): 145-151.

五、肠外营养

肠外营养的定义为：经静脉为患者提供包括氨基酸、脂肪、碳水化合物、维生素、矿物质在内的营养素。全肠外营养是指患者所有的营养物质完全由肠外营养所提供；部分肠外营养或补充性肠外营养是指经肠外营养提供部分营养素。家庭肠外营养被定义为：在专业营养支持小组的指导下，让某些病情相对平稳，需要长期或较长期依赖肠外营养的特殊患者在家中实施肠外营养，常用于严重消化道疾病患者，如慢性肠衰竭、恶性肿瘤梗阻或胃肠道不全梗阻等。

部分肠外营养的目的，是在经口进食和肠内营养支持都无法满足患者营养及能量需求时，对患者进行补充性营养干预。全肠外营养的目的，是在让肠胃得到充分休息的情况下，依然能够维持甚至改善肿瘤患者的营养状况、免疫和器官功能，加强患者的体力及活动能力，提高患者的生活质量，预防和治疗营养不良和恶病质，以及避免因营养不良导致的不良预后。肠外营养可作为危重患者的唯一营养来源，也可作为肠内营养障碍和无法正常进食的患者维持基本生命的一种治疗手段。

一般情况下，只有当肠内营养无法实施，或即使使用肠内营养和经口进食也无法满足营养需求时，才建议患者使用肠外营养。若患者胃肠道功能有恢复的可能，应尽量缩短肠外营养的时间，一旦胃肠功能恢复，立即停止肠外营养，过渡到肠内营养和经口进食。如果长期使用肠外营养，胃肠道处于不工作状态，缺乏膳食刺激，则胃肠道黏膜细胞可能出现萎缩，黏膜屏障遭到破坏，肠道激素分泌下降，肠道消化酶活性降低，致使胃肠道出现功能和形态损伤。所以，对于长期进行肠外营养的患者，建议根据患者的临床状态和实际情况，尽可能地鼓励患者经口进食或给予适量的肠内营养，用食物机械性刺激改善患者的肠道结构及功能情况。

（一）肠外营养的优缺点

肠外营养的操作较简单，对于护理工作者而言较轻松。肠外营养制剂营养较全面，配比合理，同时均匀输入，对患者的代谢和利用有益处。并且营养制剂在无菌条件下一次性配制，可减少营养制剂被污染的可能。但是肠外营养的并发症相对较多，如果胃肠道功能恢复应停止使用。

（二）肠外营养配方

肠外营养制剂包括氨基酸、碳水化合物、脂肪、维生素、矿物质、水等，要求具有适宜的渗透压和pH，以及较好的相容性和稳定性。一般肠外营养制剂中，碳水化合物提供40% ～ 60%的能量，脂肪提供30% ～ 40%的能量。

1. 葡萄糖

葡萄糖是肠外营养制剂中碳水化合物的主要形式，具有显著的节约蛋白质效应，且最符合人体生理要求，是肠外营养主要的能量来源。但葡萄糖溶液的渗透压较高，若需要量较大，建议使用中心静脉输注途径。并且葡萄糖输入速度和输入量也应控制在合理范围，过快或过量的输入可能造成高血糖、尿糖和高渗性脱水。长期过量输入还可造成脂肪肝等问题。

2. 脂肪乳

脂肪制剂主要由大豆油和红花油作为原料，通过卵磷脂乳化，形成脂肪乳，在人体内的代谢方式类似于乳糜颗粒。脂肪乳的核心由甘油三酯组成，表面由磷脂、游离胆固醇和脂溶性维生素组成。脂肪乳可为机体提供能量、必需脂肪酸和脂溶性维生素。其优点较为显著，首先其能量密度高，与氨基酸和葡萄糖相比，等量的情况下提供更高的能量；其次，脂肪乳是等渗透压制剂，可用于外周静脉途径输入，并且配合高渗葡萄糖、电解质溶液，可降低对血管壁的损伤。除此之外，脂肪乳无利尿作用，也是脂溶性维生素唯一载体。目前临床上使用较多的脂肪乳有长链脂肪乳、中/长链脂肪乳和结构型中长链脂肪乳［简称结构脂肪乳（structured triglyceride，STG）］。

长链脂肪乳是由14～24个碳原子的长链甘油三酯组成，富含ω-6长链多不饱和脂肪酸，为机体提供必需脂肪酸。一般由大豆油和红花油制成；中链脂肪乳由8～12个碳原子的中链甘油三酯组成，一般由可可油或椰子油制成。中链脂肪酸氧化快速且完全，可为机体快速供能，不易在肝脏中堆积，也不参与促炎反应，对氧化应激以及网状内皮细胞功能的影响也较小。中/长链脂肪乳是在长链脂肪乳中添加了中链脂肪乳。此类脂肪乳因其具有快速氧化、清除率高、不易引起脂肪浸润、对肝功能损害较小等优点，在临床上应用较多。此外，中/长链脂肪乳所提供的必需脂肪酸只有长链脂肪乳的一半左右，因此应根据患者需求选择使用。结构脂肪乳是一种人工合成的脂肪酸甘油酯，将长链和中链脂肪酸再酯化组合而成，即一个甘油分子上既有长链又有中链脂肪酸。研究发现，与中/长链脂肪乳相比，结构脂肪乳的清除速率更快，更有助于患者达到氮平衡状态，适用于肝功能异常的患者。

除以上较为常规的脂肪乳，目前临床上也会使用一些特殊功能的脂肪乳。例如，含有橄榄油的脂肪乳中有适量的ω-6长链多不饱和脂肪酸（20%），可为机体提供充足的必需脂肪酸，并且含有65%的油酸（单不饱和脂肪酸）和大量的维生素E，可降低脂肪氧化反应。含有鱼油的脂肪乳富含ω-3长链不饱和脂肪酸。研究发现，ω-3长链不饱和脂肪酸可以下调前列腺素E_2（PGE_2）的产生，抑制与炎症相关基因的活化，因此可减少机体炎症反应，降低免疫抑制，在提供必需脂肪酸的同时，起到抗氧化、抗炎症的作用。

3. 氨基酸制剂

肠外营养制剂的氮源由左旋氨基酸提供，此制剂为人工合成的复方氨基酸溶液，含有充足的必需氨基酸和条件必需氨基酸，可根据不同的疾病需求调配不同的氨基酸比例；在为患者提供能量的同时，还可纠正负氮平衡，促进体内蛋白质的合成，为酶、抗体和激素的合成提供原料，以及帮助伤口愈合。此氨基酸制剂纯度高，利用率高，含氨量低，不良反应也较低，一般可分为平衡型和非平衡型两种。平衡型制剂中的必需氨基酸与非必需氨基酸的比例为1∶（1～3），适用于大部分营养不良患者；非平衡型制剂为特殊患者设计，根据疾病的代谢特点，在为患者提供氮源的同时兼顾代谢治疗的作用。例如肝功能异常的患者，因其血液中的芳香族氨基酸（苯丙氨酸、酪氨酸、色氨酸）含量较高，进入大脑后易引发肝性脑病，因此氨基酸制剂应选用支链氨基酸（亮氨酸、缬氨酸、异亮氨酸）含量高的溶液。因为支链氨基酸主要在骨骼肌中代谢，并非在肝中代谢，对于肝功能不全的患者具有重要意义。对于肾功能衰竭的患者，因需要严格限制蛋白质的摄入量，控制尿素氮水平，因此建议使用必需氨基酸比例较高的氨基酸溶液。

谷氨酰胺是人体内含量最丰富的氨基酸，约占总游离氨基酸的50%，在人体内是转运氨基酸和氮的主要载体，并且是蛋白质和核酸合成的前体物质。研究发现，谷氨酰胺还可作为所有快速增殖细胞生长过程中的特殊能源物质，如小肠上皮细胞、淋巴细胞等。目前谷氨酰胺对肿瘤患者的临床作用尚未完全明确，但大量实验发现，针对恶性肿瘤患者，营养支持配方中添加谷氨酰胺可能提高患者免疫系统功能，降低炎症反应，维护胃肠道屏障和功能的完整性，改善氮平衡状态等。

4. 水和矿物质

患者液体的需要量一般与能量的摄入量相关，肠外营养液中水的需求量大致为1ml/kcal，但应根据临床实际情况适当增加或限制液体的摄入量，以保证体液平衡。矿物质包括宏量元素和微量元素。宏量元素如钠、镁、钙、磷、钾等，也称电解质，这些元素在人体内可以帮助调节细胞膜的通透性，控制水分在细胞内外的流动，维持血液的正常渗透压、酸碱平衡和水盐平衡，确保机体的内环境处于稳定状态。因此给予适量且充足的电解质对患者而言非常重要。肠外营养电解质应根据患者的生理需求和临床情况进行补给，定期根据监测结果调整供给量。肠外营养液中微量元素主要包括必需微量元素如铁、锌、硒、铜等，这些元素在人体中存在量极少，但却是人体中必不可少的生理活性物质，每一种都有其特殊的生理功能，例如铁和铜可维持人体正常的造血功能，锌、锰、硒等是酶和维生素的活性因子，碘促进生长发育以及调节新陈代谢，铬和铜参与蛋白质、糖的正常代谢。正常情况下，微量元素可根据患者的生理需要补给即可。若出现额外的丢失，则根据实际情况进行适量地补充。长期肠外营养的患者，应定期监测微量元素是否出现缺乏，一旦出现应立即调整配方。

5. 维生素

维生素包括水溶性维生素及脂溶性维生素，都是调节体内物质代谢过程中必不可少的元素，当肠外营养中长期缺乏维生素时，容易导致很多不良的临床表现，甚至危及生命。

（三）肠外营养输入途径

1. 中心静脉营养

肠外营养的输入途径分为中心静脉途径和外周静脉途径两种。中心静脉途径是将导管尖端放置在血流较大的中心静脉中，如上腔静脉；外周静脉途径则将导管安置在外周小的静脉中，如双手或前臂的静脉。应根据肠外营养制剂的渗透压决定导管的置管位置。中心静脉血流较大，允许输注高浓度、高渗透压的肠外营养制剂。根据欧洲代谢与营养学会发布的《成人肠外营养指南》规定，肠外营养溶液的渗透压大于850mOSM/L，禁止使用外周静脉途径肠外营养，必须使用中心静脉途径。若患者需要中期或长期肠外营养支持，也建议使用中心静脉营养。

中心静脉营养大致有三种不同的导管置管方式，分别是中心静脉导管

（central venous catheter，CVC）、经外周静脉置入中心静脉导管（peripherally inserted central catheter, PICC）和完全植入式静脉输液港（totally implantable venous access port，TIVAP），简称输液港（port）。可根据患者肠外营养持续时间、家庭或住院肠外营养支持等因素，选择合理的置管方式。

2. 外周静脉营养

外周静脉对渗透压较为敏感，限制了营养液的营养密度，常常无法满足患者的营养需求，对改善营养状况的效果较差，因此，外周静脉营养不建议长期使用，一般持续5～7天，最多不宜超过2周。除此之外，对于心肺功能衰竭和肝肾功能不全的患者，因对输注的液体容量有限制，需要营养能量密度较高的肠外营养制剂，因此对于这类患者，也不建议使用外周静脉输注。且外周静脉营养易造成血栓性静脉炎，需要细致的监护。因此，外周静脉营养一般可作为一种补充营养的干预手段，或者可作为肠内营养或经口进食的过渡期使用，也可在中心静脉途径未建立完成的情况下，暂时作为营养支持的通路。

（丛明华，中国医学科学院肿瘤医院）

◆ 参考文献

[1] 中国抗癌协会肿瘤营养与支持治疗专业委员会. 中国肿瘤营养治疗指南 [M]. 北京：人民卫生出版社，2015: 106-107.

[2] 石汉平. 临床营养操作规范 [M]. 北京：人民卫生出版社，2016: 46-70.

[3] 中国抗癌协会肿瘤营养与支持治疗专业委员会肿瘤营养通路学组. 中国恶性肿瘤营养治疗通路专家共识（2018）[M]. 北京：人民卫生出版社，2018: 78-95.

[4] 商永光. 规范肠外营养配制 [J]. 中华临床营养杂志，2018, 26(3): 136-148.

[5] 中华医学会肠外肠内营养学分会. 成人家庭肠外营养中国专家共识 [J]. 中国实用外科杂志，2017, 37(4): 406-411.

六、营养代谢及免疫调节治疗

2011年，Fearon K等发布了国际肿瘤恶病质专家共识，将恶病质定义为一种以骨骼肌持续减少为特征的多因素综合征。其代谢特征是食物摄入减少伴随营养代谢异常及肌肉质量减少，不能被常规的营养支持逆转，并导致进行性功能损害及不良的临床结局。依据体重变化、肌肉减少及炎症严重程度可将恶病质分为三期，即恶病质前期、恶病质期和难治性恶病质期。然而，目前尚无国际公认的肿瘤恶病质诊断统一标准。肿瘤恶病质与癌症部位、癌症分期、性别、年龄、遗传因素、合并症和治疗相关反应和基因型等有关。胰腺癌、食管癌、胃癌、肺癌、肝癌和肠癌等患者是肿瘤恶病质的高危人群。大约50% ~ 80%的癌症患者在整个疾病进程中会发生恶病质。

目前，对于肿瘤患者的营养治疗，国际上已发布的多个指南及共识，均推荐早期筛查及多种手段联合治疗，包括营养支持、营养代谢及免疫调节治疗、药物治疗和运动等。鉴于肿瘤恶病质与机体免疫细胞和肿瘤细胞博弈导致的免疫及营养代谢紊乱有关，近年来，国内外已针对肿瘤恶病质开展了大量相关临床研究，尽管大部分研究仍处于初级阶段，但也取得了一些研究成果。本节将重点介绍肿瘤患者免疫及营养代谢调节治疗方面的研究进展，以期给肿瘤合并恶病质患者的营养治疗提供参考依据。

（一）肿瘤恶病质的发生机制

肿瘤恶病质的发生机制比较复杂，涉及肿瘤类型、营养状况、基因多态性等因素。目前的初步研究结论主要如下：① 肿瘤细胞分泌的促炎性细胞因子可介导宿主炎症反应；② 机体急性炎症反应可诱导蛋白质分解及脂肪动员；③ 神经内分泌通路可介导厌食及分解代谢增强。

研究显示，复杂的肿瘤内分泌系统包括一系列细胞因子和其他具有组织特异性作用的因子，许多促炎性细胞因子通过肿瘤与相关免疫细胞互相作用产生，包括白细胞介素-1（IL-1）、IL-6、肿瘤坏死因子（TNF）及热休克蛋白、转化生长因子-β（TGF-β）和肾上腺髓质素等。根据临床和动物实验结果，这些因子通过选择性转录因子，激活泛素-蛋白酶体系统和自噬途径，从而导致骨骼肌或脂肪的分解代谢增加。此外，细胞因子可增强下丘脑5-羟色胺（5-HT）活动，导致食欲抑制，进而减少进食。而一些激素如生长激素、胰岛素样生长因子、瘦素、胃促生长素、肥胖抑制素以及脂联素等也通过多种机制、多种代谢途径影响恶病质的发生发展。放射性核素示踪法研究显示，肿瘤恶病质患者的全身蛋白质分解率平均提高了40%，全身脂肪分解增加了约50%。

此外，基因多态性在肿瘤恶病质发生发展过程中的作用也不容忽视。基因多态性是指在一个生物群体中，个体间等位基因的核酸序列存在差异性。研究显示，某些肿瘤类型更易发生恶病质，而同一类型的肿瘤中并非所有患者都一定会发生恶病质，不同患者的恶病质程度也不完全相同。如胶质母细胞瘤是人类最常见、最致命的脑肿瘤，其复杂的基因多态性是其预后差、抗肿瘤及营养治疗效果不稳定的原因。近期研究发现，基因型可以通过改变肿瘤组织和宿主体内的细胞因子的产生水平，影响恶病质的发生发展。因此，肿瘤患者的基因多态性不仅可能影响临床药物治疗效果，也对营养治疗提出了新的挑战。将来也许有望利用代谢组学来发现恶病质潜在的分子机制，以期采用更加精准的营养治疗。

（二）代谢调节治疗

肿瘤患者的代谢改变在恶病质形成中起着关键作用，包括有氧糖酵解、谷氨酰胺分解、一碳单位代谢、磷酸戊糖通路及脂肪酸从头合成等代谢途径的变化。临床表现为能量消耗增加、负氮平衡、肌肉分解、胰岛素抵抗、高血糖、高血脂等。因此，除通过营养支持补充机体需要的能量、蛋白质及微量营养素以外，营养代谢调节治疗已成为近年来肿瘤恶病质治疗的重点研究方向。最新的系统综述和meta分析显示，富含鱼油、谷氨酰胺、核苷酸、精氨酸等复合免疫营养素的肠内营养制剂，可改善恶病质，调节机体免疫力，减少术后并发症。依据目前的研究结果，肿瘤恶病质代谢调节治疗原则包括以下三方面：① 减少葡萄糖供给，维持血糖稳定，抑制葡萄糖酵解；② 适量提高优质蛋白质供给量，酌情选择高BCAA配方及短肽配方；③ 优先选择ω-3及ω-9脂肪酸，提高脂肪供能比，促进外源性脂肪氧化。

1. 葡萄糖代谢调节治疗

肿瘤恶病质患者的糖代谢异常表现为糖异生增加，葡萄糖氧化和利用增加，乳酸-葡萄糖循环和丙氨酸-葡萄糖循环增强，胰岛素抵抗和高血糖。目前认为其机制与肿瘤细胞葡萄糖代谢的沃伯格（Warburg）效应有关，即肿瘤细胞在有氧的情况下，将葡萄糖通过糖酵解途径代谢为乳酸。正常情况下，细胞中的葡萄糖在氧气充足情况下将转化为丙酮酸，然后进入三羧酸（TCA）循环，进行氧化磷酸化，获得大量细胞需要的ATP，此时乳酸的产生很少。而与正常细胞相比，癌细胞在糖酵解和糖异生方面表现出上调，癌细胞50%的ATP来自乳酸循环（Cori cycle），正常细胞这一比例仅为20%。进一步研究发现，富氧环境中的癌细胞利用有氧糖酵解和氧化磷酸化与正常细胞无明显差异，而在肿瘤核心的缺氧环境中，肿瘤细胞针对无限增殖的需要进行代谢重编程，厌氧糖酵解超过氧化磷酸化作为主要能量来源，这一代谢路径尽管产能效率低，但是利于肿瘤细胞快速增殖，且糖酵解产生的大量乳酸可导致肿瘤微环境酸化，有助于肿瘤侵袭和免疫逃逸。

针对肿瘤细胞的葡萄糖代谢特点，葡萄糖已成为肿瘤患者代谢调节治疗的重要靶点和研究热点。体外实验显示，减少葡萄糖供给，包括减少血糖波动、维持血糖稳定，可以抑制肿瘤细胞生长。然而，通过减少糖供应或通过抑制糖代谢途径以限制肿瘤增殖对于肿瘤患者仍存在诸多困难，因为葡萄糖是机体细胞的主要能量来源，神经细胞和红细胞只能利用葡萄糖供能。因此，如果完全抑制葡萄糖代谢，必然影响正常细胞功能，且在葡萄糖减少的情况下，肿瘤细胞也能通过糖异生、谷氨酰胺等途径获得能量。实际研究也发现，以减少糖供能为特点的生酮饮食也只在部分脑神经胶质瘤患者中看到临床获益，其他肿瘤患者的研究结果不完全一致。综上，目前指南给肿瘤恶病质患者的建议依然是补充充足的能量，采用葡萄糖和脂肪双能源供能，以减少体重丢失。对于胰岛素抵抗的患者，可以考虑适当调整脂肪和葡萄糖的供能比。危重患者每日至少供给葡萄糖100 ~ 150g，静脉滴注速度低于5mg/（kg·min）。

最新研究发现，甘露糖可以明显抑制肿瘤细胞生长。其机制是甘露糖代谢产物甘露糖–6–磷酸抑制了参与葡萄糖代谢的3个酶：己糖激酶、磷酸葡糖异构酶及葡糖–6–磷酸脱氢酶，进而影响了三羧酸循环、磷酸戊糖途径及聚糖合成，从而抑制肿瘤生长，促进肿瘤细胞凋亡。这一研究为肿瘤糖代谢调节治疗开创了新思路。

2. 蛋白质及氨基酸代谢调节治疗

蛋白质是一种生物大分子，约占人体干重的45%，细胞干重的70%，也是各种生命活动的物质基础。肿瘤患者蛋白质代谢的特点是分解代谢大于合成代谢，其中肿瘤相关糖蛋白如癌胚抗原、急性期蛋白（如C反应蛋白）合成明显增强，而其他血清蛋白（如白蛋白）的合成则受到抑制，导致患者肌肉分解增加，肌肉萎缩。肌肉蛋白质分解还导致芳香族氨基酸大量释放到血液中，其中的色氨酸——5–羟色胺前体物质，可刺激下丘脑饱食中枢，引起厌食及免疫功能下降。

肿瘤恶病质患者常常表现为负氮平衡，因此，蛋白质代谢调节治疗的基本原则是提高蛋白质供给。部分研究发现，肿瘤恶病质患者饮食摄入蛋白质＞1.5g/（kg·d）才能保持或改善肌肉减少，而与抗阻运动相结合时效果更显著。因此，ESPEN肿瘤患者营养指南建议为肿瘤患者提供更多的蛋白质[1.2～1.5g/（kg·d）]，甚至2.0g/（kg·d），以达到蛋白质正平衡。也有研究发现，蛋白质的均衡分配（即一天中需要的蛋白质平均分配到三餐）比不均衡分配更有利于肌肉蛋白质合成。然而，大多数蛋白质补充的临床研究主要集中在蛋白质代谢的中间指标，对于高蛋白质摄入对临床结局的影响还需要更多研究来证实。

蛋白质中的支链氨基酸（BCAA，包括亮氨酸、异亮氨酸和缬氨酸）属于必需氨基酸，其代谢部位主要在四肢肌肉。BCAA，尤其是亮氨酸，在促进肌肉组织蛋白质合成方面具有重要作用。初步证据表明，肿瘤患者表现为支链氨基酸分解代谢增强，而补充BCAA有助于改善营养不良癌症患者的肌肉损失。部分研究发现，与19%BCAA的配方相比，50%BCAA的肠外营养支持更利于全身蛋白质合成和亮氨酸平衡。此外，支链氨基酸还可竞争性抑制大脑摄取芳香族氨基酸，减少大脑假性神经递质的产生，从而利于改善患者的厌食、早饱等症状。因此，BCAA已被作为恶病质患者营养治疗的靶点之一。近年来，科学家对亮氨酸的代谢产物 β－羟基－β－甲基丁酸酯（HMB）做了大量研究，结果显示，其促进肌肉合成的作用比亮氨酸更强，还能减轻炎症反应程度，减少肌肉分解。目前HMB的建议治疗剂量为3g/d，可以显著增加肌肉合成，改善身体成分。目前推荐用于恶病质早期（体重减轻＜5%）的患者，因为早期干预的效果明显好于晚期干预。

谷氨酰胺（Gln）是一种非必需氨基酸，是人体血液中含量最高的游离氨基酸。尽管谷氨酰胺也可以自身合成，但是在癌症等疾病状态下，由于机体消耗量较大，所以也是一种条件必需氨基酸。谷氨酰胺作为糖异生及胃肠道肠上皮细胞的重要能量来源，通常被用于改善黏膜炎及肠黏膜屏障。由于其在感染、炎症和创伤期间促进肌肉蛋白质合成代谢方面的作用，也用于预防肿瘤术后肌肉分解。有研究对44例接受非转移性头颈癌手术的患者进行研究，其中一半的样本随机服用谷氨酰胺[0.3g/（kg·d）]4周，结果所有干预组患者的术后瘦体重都增加了，而对照组只有一人增加。目前，大部分研究支持谷氨酰胺减轻放化疗毒副反应，包括减轻消化道黏膜损伤、维持肠黏膜屏障功能、增强细胞免疫功能等。然而，考虑到肿瘤患者代谢异质性较大，部分小样本研究提示对以氨基转移酶通路为优势代谢的肿瘤患者来说，补充谷氨酰胺有可能影响肿瘤生长。因此，对肿瘤恶病质患者进行长期谷氨酰胺补充仍应谨慎。

肉碱是一种双肽，可作为载体将长链脂肪酸带入线粒体参与β氧化。肉碱可以从食物中获得，也可以通过赖氨酸的转化而形成，传统上在运动人群中被用作一种能源补充剂。肿瘤恶病质患者由于食物摄入减少、内源性肉碱生成不足和尿排泄增加而导致血浆肉碱缺乏的风险增加。研究显示，增加脂肪供能比的同时补充肉碱，可显著改善肿瘤患者疲劳感，提高肿瘤患者生活质量。肉碱改善恶病质的机制包括促进蛋白质合成、抑制蛋白质分解、抗氧化、抗炎、保护线粒体功能等作用。在一项随机双盲试验中，晚期胰腺癌患者接受4g肉碱或安慰剂治疗12周，肉碱组体细胞质量显著高于对照组。另一项研究发现，72名晚期胰腺癌患者服用左旋肉碱后，体重指数（BMI）增加了3.4%±1.4%；对照组的BMI显著下降。左旋肉碱组的总生存率也有增加的趋势，住院时间也有减少。当12名癌症患者（混合肿瘤类型，三期和四期）服用6g左旋肉碱后，4周内瘦体重明显增加。但因为多数研究人群样本量小，持续时间短，因此，肉碱作为预防或减轻肌少症的常规推荐还需要更多证据。

限制氨基酸饮食曾经是癌症患者的蛋白质调节治疗热点之一。动物研究结果表明，氨基酸限制在癌症干预中发挥一定作用，包括甲硫氨酸限制、亮氨酸剥夺、谷氨酰胺阻断等。然而，由于限制特定的氨基酸，特别是必需氨基酸（EAA）的高毒性不良反应，使得开展此类临床研究大大受限，并需要十分谨慎和严格的设计。

3. 脂代谢调节治疗

恶病质患者脂代谢特点主要表现为内源性脂肪氧化分解增加，外源性脂肪利用下降，血浆甘油三酯和血浆脂蛋白升高。脂肪分解增加的机制包括：① 肿瘤细胞释放脂肪动员因子；② 肿瘤细胞介导宿主细胞释放肿瘤坏死因子（TNF-α），导致激素等内分泌功能紊乱，激活脂肪组织中激素敏感脂肪酶（HSL），导致脂肪分解等。近年来，针对肿瘤恶病质患者脂代谢特点，干扰肿瘤细胞的脂代谢已成为肿瘤代谢调节治疗的另一个领域，具体包括调整脂肪供能比及选择合适的脂肪酸、补充鱼油及生酮治疗等。

肿瘤患者的营养支持中，仍缺少碳水化合物和脂肪的最佳供能比的研究证据。但对于存在胰岛素抵抗的患者，其肌细胞对葡萄糖摄取和氧化的功能受损，而利用脂肪的能力是正常或增加的，因此推断提高脂肪/碳水化合物的供能比可能是有益的。研究发现，对于需要肠内营养支持的患者，高能量密度的营养制剂更加有利于患者增加营养摄入及改善营养状况，而增加营养密度通常需要通过增加脂肪的比例来实现。因此，ESPEN等学术组织的指南建议，对于存在胰岛素抵抗的患者，营养支持可酌情考虑提高脂肪的供能比，肠外营养支持的患者碳水化合物与脂肪供能比可以从70%∶30%调整至50%∶50%。对肠内营养支持的患者可根据肠道对脂肪的耐受情况进行调整。

脂肪酸种类的选择，目前指南建议选择抑制炎症的ω-3脂肪酸及中性脂肪酸ω-9脂肪酸。其中，ω-3脂肪酸是一种多不饱和长链脂肪酸，包括二十碳五烯酸（EPA）和二十二碳六烯酸（DHA），在油性鱼类中含量相对较高。动物实验及流行病学研究发现，经常食用深海鱼及其他海产品的人群，乳腺癌及前列腺癌、结直肠癌的风险明显降低。大量研究显示，补充鱼油（包括EPA和DHA）可减少癌症患者的炎症反应，炎症标志物（IL-1、IL-6或IL-8）及静息能量消耗降低，对于恶病质患者的食欲、能量摄入、瘦体重和（或）体力活动方面有一定改善作用，且鱼油联合营养支持效果更好。其机制可能与ω-3脂肪酸改变细胞膜的结构和功能，抵抗环氧合酶-2（COX-2）的炎症作用，阻碍蛋白质水解有关；也可能与鱼油减少脂肪动员因子（LMF）诱导脂肪细胞G蛋白表达、减弱脂肪动员的作用有关。Fearon K在一项随机临床试验的治疗组中提出了ω-3脂肪酸对于预防肿瘤恶病质患者肌肉萎缩的剂量反应关系，结果表明，在营养相关终点的临床益处方面，EPA至少需要2g/d。也有研究显示，每天至少1.5g鱼油可以阻断胰腺癌恶病质患者的体重丢失，增加瘦体组织重量，改善体力活动状况。因此，ESPEN指南推荐将鱼油（ω-3脂肪酸）用于肿瘤恶病质患者，可单独服用或作为液体营养补充剂的一部分。近期研究显示，高纯度鱼油静脉给药可以给予更高的剂量，以消除口服给药的不良反应，并允许快速吸收进入细胞膜。随机Ⅲ期临床试验显示，静脉ω-3脂肪酸结合吉西他滨可改善晚期胰腺癌患者生活质量。但是，由于研究结果不完全一致，鱼油的常规应用仍需大样本随机对照研究证据的支持。

通过脂代谢调节的假说，生酮饮食疗法已成为抗肿瘤研究的热点之一。动物实验显示，生酮饮食可以直接抑制肿瘤生长，同时明显提高部分类型肿瘤患者的放化疗疗效。最新的meta分析发现，生酮饮食明显延长了荷瘤动物生存时间，其机制涉及多个方面。而作为一种饮食治疗方式，肿瘤生酮疗法在脑部肿瘤，尤其是脑胶质瘤的作用也有较多数据支持，据此，《中国肿瘤营养治疗指南》推荐，脑部恶性肿瘤患者在接受标准治疗的同时，可考虑尝试能量限制性生酮饮食。但是，由于肿瘤患者代谢异质性的问题，生酮饮食的推广需要精准营养的研究结果支持。

总之，肿瘤恶病质患者的营养治疗不仅仅是提供营养素及能量，更重要的是发挥营养素的代谢调节作用。肿瘤营养代谢调节治疗应该联合阻断或调控多个代谢途径，从而提高营养治疗效果，更好地发挥辅助抗肿瘤作用。

（三）免疫调节相关营养治疗

营养干预作为肿瘤患者重要的综合及辅助治疗手段，已被大量研究证实能改善患者预后，延长患者寿命。营养干预不仅能为患者提供必要的能量和肠内营养制剂中的蛋白质、维生素、微量元素、膳食纤维及其他营养素，还可通过影响免疫细胞功能调节机体免疫力，进而改善癌症患者预后，甚至延长患者生命。

"免疫营养"术语的提出，为新型膳食成分及其免疫调节机制的探索提供了新的方向。许多膳食相关因素已被发现具有降低癌症风险和改善肿瘤患者预后的功能。它们的抗肿瘤特性部分是通过免疫调节产生的。构思膳食免疫指数这一概念，可以用来更好地设计和优化膳食免疫调节剂的组合和效能，进而实现癌症的预防和治疗，改善肿瘤患者的预后。本节重点总结了和免疫调节相关的营养治疗，主要包括膳食模式、维生素及微量元素、免疫营养素、益生菌及纤维素、运动等调节治疗。

1. 膳食模式

好的膳食模式，如中国营养学会推荐的平衡膳食模式、地中海膳食、降低高血压膳食模式（DASH）等可以帮助机体维持健康的免疫力。而不健康的饮食模式，如典型的西方膳食模式或其他不平衡膳食模式则不仅容易增加代谢综合征和营养不良风险，还会引起机体免疫功能紊乱，包括免疫力低下、炎症状态、血糖和血脂升高，进而增加某些慢性病，包括心血管病、糖尿病、肿瘤等的发病风险。另外，营养不良还可以通过改变肠道微生态，直接或间接地破坏免疫功能，进而影响肿瘤发生发展及抗癌治疗的疗效。

近年来，一种为了控制体重而逐渐流行的饮食模式——轻断食或周期性禁食膳食模式（FMD）已成为近年来的研究热点。研究显示，周期性禁食不仅会降低循环葡萄糖的浓度，增加游离脂肪酸和酮体数量，还可导致胰岛素样生长因子-1（IGF-1）循环浓度的降低和自噬的激活，限制炎症反应，增强对肿瘤细胞的适应性免疫反应。近年来，不少探索周期性禁食与放化疗结合对临床疗效影响的研究已取得了初步有益的结果，将来有望借此机制开发一些药物来模拟能量限制饮食的有益效果。

由于人们意识到食物营养可影响炎症反应和免疫反应，科学家们也在研究如何通过设定膳食炎症指数（DII），来预测某种饮食对炎症标志物或疾病预防的影响，比如高敏C反应蛋白（hsCRP）和IL-6等。据此，日常饮食中的各类食物可按照一定标准分为抗炎食物（如全谷类、豆类、黄绿色蔬果、深海鱼、姜黄、茶等）及促炎食物（如红肉，高温油炸、烧烤食物等）。研究提示，通过适量增加抗炎食物的摄入，同时减少促炎食物的摄入，可调节体内炎症反应微环境，进而影响某些慢性病，包括癌症的发生和发展。

2. 维生素及微量元素

肿瘤患者由于疾病本身及治疗相关不良反应导致饮食减少，若饮食较平时减少1/3以上超过10天，或伴随呕吐或腹泻，常常同时缺乏宏量营养素及微量营养素。有研究显示，肿瘤患者容易缺乏的营养素包括维生素A和维生素E，其他令人关注的营养素包括B族维生素、维生素C、锌和硒等。

微量营养素与多种营养素代谢相关，较长时间缺乏会影响患者的免疫力及生理功能，包括伤口愈合、胃肠动力、黏膜修复等。因此，ESPEN指南建议，营养不良的肿瘤患者不仅需要补充宏量营养素，还应同时补充多种维生素及矿物质。具体建议如下：① 肿瘤患者短期内饮食摄入不足或受限，应补充生理剂量的多种维生素及矿物质的补充剂。② 一般情况下，应避免长期大剂量补充某种单一微量营养素，尤其是脂溶性维生素，特例是维生素D（建议每日补充 1 600～2 000IU）。③ 改善伤口愈合，推荐每天微量营养素供给量维生素C 500～2 000mg，维生素 B_6 10～15mg，叶酸 0.4～1mg，锌 4～10mg。④ 改善食欲及消化不良，每天补充维生素 B_1 30mg，每日三次。⑤ 明确某种营养素缺乏的患者可以在主管医师或营养师指导下进行个体化治疗。

近期研究显示，维生素B_6的代谢物可通过增加内质网应激引起肿瘤细胞免疫原性死亡，从而增强顺铂等化疗药的抗肿瘤活性，改善胃肠道肿瘤和非小细胞肺癌患者的预后。维生素D_3的代谢产物1,25-二羟维生素D_3，可通过与核维生素D受体（VDR）结合，促进抗炎和肿瘤免疫治疗方面的基因表达，从而改善乳腺癌、前列腺癌和结直肠癌患者的预后。动物实验表明，维生素C能够影响免疫细胞的成熟和分化，7.5～50g的大剂量维生素C能够降低促炎性细胞因子，但在癌症患者中，维生素C如何通过调节免疫发挥抗肿瘤作用尚未确定。

此外，微量元素中的锌可影响免疫细胞的发育及其功能，在推荐量范围内，足量的锌摄入量可降低胃癌、食管癌和结直肠癌风险，而较高浓度的锌反过来也会抑制免疫细胞功能。硒元素也是人类必不可少的一种微量元素，是体内谷胱甘肽氧化酶的活性成分，人体补充充足的硒元素可帮助机体清除体内过多的氧自由基，有助于抗氧化、延缓衰老。研究显示，硒缺乏可导致胸腺和淋巴组织中淋巴细胞数量减少，免疫力下降。适量补充硒可增强NK细胞的细胞毒性，增加T细胞和$CD4^+$T细胞数量。因此，免疫力低下合并低硒的人群建议在医师或营养师指导下通过适量增加富硒食物（如海鲜、内脏、鱼虾、蛋黄等）改善营养状况，或通过富硒麦芽、硒酵母等进行营养治疗。

3. 益生菌及纤维素

在生命进化的过程中，一些微生物发展并创造了宿主和微生物之间的共生互惠关系。目前的研究表明，肠道微生物菌群不仅是一种寄生生物，也可以看成是人体内分泌器官之一，具有调节免疫、炎症、代谢等的作用，并在包括癌症在内的人类慢性疾病的预防及治疗中发挥重要的作用。微生物群影响癌症发展的机制与其对机体慢性炎症的调节或对免疫细胞的直接影响有关。研究显示，肠道微生物群可以通过调节肠黏膜免疫细胞功能影响机体免疫力，其产生的代谢产物还可以通过肠–脑轴影响中枢神经系统，进而影响食欲、情绪及肌肉细胞的能量消耗。最新研究发现，肠道益生菌的丰度对PD-1类免疫疗法是否起效可能起到决定性作用，即肠道菌群多样性好的人群较菌群单一的肿瘤人群生存期明显延长，菌群的丰度可以影响免疫治疗的疗效。此外，也有研究发现，某些乳酸杆菌、双歧杆菌菌株对病原微生物及炎症有一定抑制作用，并能通过产生一氧化氮降低癌症风险，对癌细胞有直接的细胞毒作用。然而，益生菌干预有效的研究大多和粪菌移植有关，补充一种或几种大剂量的益生菌效果常常不理想，个别研究还发现补充益生菌可能影响抗生素性腹泻患者自身正常菌群的恢复，导致微生态失衡。因此，目前不推荐盲目补充单一种类的益生菌。

膳食纤维作为益生菌的食物，利于益生菌增殖及维持健康的肠道微生态，增强机体免疫力。其机制可能与可溶性膳食纤维被肠道益生菌发酵后产生包括乙酸、丙酸和丁酸在内的短链脂肪酸（SCFA）有关。研究表明，丁酸是肠道微生物群分解纤维的过程中产生的一种重要发酵终产物，可促进人类免疫系统的"守门人"——树突状细胞成熟，因而对于调节机体免疫内稳态具有关键作用。此外，膳食纤维及SCFA能够激活抗炎细胞因子（IL-10和IL-22）的产生，降低循环炎症反应细胞因子，有选择性地恢复癌症抑制因子和其他抗癌基因的表达，间接地抑制血管生成因子的表达，帮助阻断对肿瘤的血液供应。

总之，肠道益生菌及膳食纤维在免疫系统的发育、成熟和正常功能的维持中起着至关重要的作用。部分研究还发现膳食纤维可以改善结直肠癌患者的生存率，并降低结直肠癌和胰腺癌的患病风险。因此，了解如何通过调节肠道微生物群从而调控人类免疫系统，可能为将益生菌补充剂和癌症免疫疗法相结合提供重要的理论基础。至于哪些食物能增加肠道菌群多样性，目前的答案是只有平衡膳食和多样化饮食，才能培养出多样化的菌群和平衡强大的免疫系统。而哪些益生菌和临床结局相关，肠道菌群通过何种机制影响预后，如何根据地理或个体特异性合理补充益生菌等问题，仍有待进一步研究。

4. 免疫营养素

免疫营养素是指在急、慢性炎症状态下，具有调节机体炎症状态、代谢及免疫功能、维护肠黏膜屏障与影响内分泌功能等特殊作用的营养素，如ω-3脂肪酸、亮氨酸、精氨酸、谷氨酰胺、植物化学物等。免疫营养研究已有几十年，近年来，免疫营养素因其在肿瘤恶病质等患者代谢调节治疗方面的特殊作用，已成为癌症及恶病质治疗的研究热点。部分免疫营养素治疗方法在动物研究及部分随机临床研究中已取得初步成效。

研究显示，多种免疫营养素联合治疗效果好于单独应用某种营养素的效果。包括ω-3多不饱和脂肪酸、谷氨酰胺、精氨酸、亮氨酸及其代谢产物、左旋肉碱、维生素D等药理剂量的营养素，结合运动、心理疗法等多种手段，对于改善患者食欲、减少肌肉丢失等方面的临床效果明显优于单一营养支持或药物治疗。一项纳入32例恶病质晚期实体瘤患者的随机对照研究中，试验组被给予HMB、精氨酸和谷氨酰胺的混合物，与对照组相比，4周后试验组瘦体重（LBM）增加，情绪改善，虚弱程度减轻，血液学参数改善，显示出了整体效益。然而，在472例晚期肺癌和其他癌症患者中，服用HMB、谷氨酰胺和精氨酸混合物的试验组与等氮、等能量的对照组相比，两组患者8周的LBM无统计学差异。在另一个对照试验中，332名实体瘤患者被随机分为5个治疗组，比较了甲羟孕酮、EPA、左旋肉碱、沙利度胺，并将四种物质联合应用于第五组，干预4个月后，联合组中LBM明显增加，静息能量消耗显著减少。两项关于肿瘤恶病质的研究显示，抗氧化剂、左旋肉碱或EPA补充可改善肌肉减少。在一项随机安慰剂对照试验中，使用塞来昔布、左旋肉碱、姜黄素和乳铁蛋白联合治疗，能够改善恶病质患者的营养情况和免疫代谢，提高患者生活质量并有助于癌症相关贫血的纠正。

精氨酸是一种比较特殊的条件必需氨基酸，适量的精氨酸可以通过提高 IgE、IgG 上调 CD4/CD8 比例，增强巨噬细胞及 NK 细胞的功能，起到提高机体体液和细胞免疫力的作用。多数研究报道在围手术期给患者补充富含精氨酸的免疫型肠内营养制剂，可以减少术后感染性并发症，缩短住院时间。然而，体外实验和动物实验表明，低浓度和高浓度的精氨酸对肿瘤免疫都有负面影响。低浓度的精氨酸将导致肿瘤微环境中淋巴细胞的浸润减少，而过高浓度的精氨酸将导致持续产生一氧化氮和高浓度的多胺，可能会促进肿瘤细胞的增生和发育，且精氨酸在调节炎症反应方面亦具有双向作用。因此，目前指南仅推荐接受手术治疗的肿瘤患者补充富含精氨酸的免疫型肠内营养制剂，且禁用于脓毒血症患者。

谷氨酰胺和精氨酸的情况非常类似，较低的谷氨酰胺导致 NK 细胞的细胞毒性功能降低，引发肿瘤细胞的免疫逃逸，而过高浓度的谷氨酰胺可通过激活树突状细胞上的谷氨酸受体，导致肿瘤细胞增生和肿瘤生长。

综上，免疫营养素和其他营养素一样，应当适量。由于研究样本量小及肿瘤代谢异质性等原因，免疫营养素的临床常规应用仍需更多研究证据。营养不良的患者如果需要补充药理剂量的营养素，最好在医师或营养师的指导下进行个体化补充。

5. 抗氧化营养素

氧化损伤是指机体在遭受各种代谢和环境的有害刺激时，体内高活性分子如活性氧自由基和非自由基活性氧产生过多，即过氧化物超出细胞抗氧化能力，机体氧化和抗氧化系统失衡，从而导致组织损伤的病理生理过程。1956 年英国学者 Harman D 首次提出自由基衰老学说，认为自由基攻击生命大分子造成组织细胞损伤，是引起机体衰老的根本原因，也是诱发肿瘤等恶性疾病的重要起因。近期研究也证实，自由基及活性氧衍生的羟基自由基、亚硝酸阴离子活性氧等可引起细胞染色体损伤，导致细胞癌变。现有的研究表明，氧化损伤也与恶病质的发生和发展相关，动物实验显示，肿瘤坏死因子（TNF-α）也可通过促进体内自由基及IL-6升高引起肌肉分解。

引起自由基增加的因素有多种，包括暴晒、环境污染、吸烟、肥胖、红肉摄入过多、放化疗、药物、炎症等。而机体存在两大类抗氧化系统，一类是酶抗氧化系统，包括超氧化物歧化酶（SOD）、过氧化氢酶（CAT）、谷胱甘肽过氧化物酶（GSH-Px）等；另一类是非酶抗氧化系统，包括维生素C，维生素E，褪黑素，α-硫辛酸，类胡萝卜素，微量元素铜、锌、硒等。人类不可避免地暴露于外界因素（如UV）及细胞内有氧代谢所产生的活性氧（ROS）。正常情况下，机体的抗氧化酶系统具有强大的清除氧自由基的作用，并能阻断自由基链式反应，从而使体内的氧化还原反应保持一种动态平衡。线粒体既是体内产生自由基的场所，也是细胞抗氧化的重要器官，机体90%的氧气都在线粒体被消耗，其抗氧化能力来自糖、蛋白质和脂肪这些能量物质提供的电子。如果没有线粒体内营养代谢提供的电子，以及催化还原反应的酶的参与，抗氧化营养素的抗氧化能力只能是空中楼阁。肿瘤患者常伴随炎症状态及线粒体功能异常，导致机体氧自由基过度产生及清除下降，从而诱导恶病质发生。因此，预防抗氧化损伤的可行方法有两大类，一是通过平衡膳食补充足量的抗氧化营养素，维持自身抗氧化系统的正常运转；二是减少自由基的产生，包括健康饮食、规律运动、维持健康体重、戒烟限酒等。由于抗氧化系统及免疫功能的正常维持需要多种营养素联合参与，如各种必需氨基酸，脂肪酸，叶酸，维生素A、B_6、B_{12}、C、E及铜、铁、锌、镁和硒等微量元素，因此，严重营养不良的肿瘤患者最好进行全面的营养补充。研究发现，给恶病质患者适量补充抗氧化营养素，可以降低炎症细胞因子，改善食欲，增加去脂体重。

然而，需要澄清的是，自由基是把双刃剑，其本身具有重要的生物学作用，既是细胞实现功能的基础，也是导致细胞损伤的重要原因。ROS在抗肿瘤中也有"两面性"，少量ROS是调控细胞正常生理活动的重要信号分子，高水平ROS则会作用于包括DNA在内的生物大分子，致其损伤，破坏其功能，增加肿瘤发生风险。如果ROS不断积累，超过死亡阈值，则会导致细胞凋亡。由于ROS能加速肿瘤细胞死亡，所以临床上逐渐出现了通过提高ROS水平诱导肿瘤细胞凋亡的治疗。放疗以及很多化疗药物均可通过促进ROS过度累积的方式发挥其杀伤肿瘤细胞的作用。正因如此，抗氧化营养素是否会影响放化疗的疗效一直是一个有争议的话题。尽管缺乏任何一种必需的抗氧化营养素都可导致免疫功能下降，但就像免疫力过强可导致过敏反应一样，抗氧化营养素治疗对机体免疫力及抗肿瘤治疗是否存在双向作用也是学界关注的问题。一项最新研究显示，在化疗前和化疗间期服用高剂量抗氧化剂（如维生素A、C、E，类胡萝卜素和辅酶Q10）的患者，乳腺癌复发的可能性增加41%，死亡风险亦增加40%。因此，指南建议健康人及肿瘤手术及放化疗患者尽量从食物中获取维生素、矿物质和抗氧化剂。不建议放化疗患者常规补充大剂量单一抗氧化营养素。营养不良合并某种营养素缺乏的患者最好在医师或营养师指导下进行补充。

总之，抗氧化调节治疗是围绕如何捕获和中和组织细胞内活性氧的治疗策略。但是，由于氧化应激对恶病质影响的机制不明确，相应抗氧化补充的研究比较少，需要更多研究来证实。肿瘤患者无论是围治疗期还是康复期都应保持健康、均衡的饮食，以满足机体对多种必需抗氧化营养素的需求。营养不良患者应在营养专业人员指导下进行营养治疗。

6. 运动等其他手段

肿瘤恶病质的内在复杂性要求采取多方面的干预策略，针对恶病质的多种影响因素的多模式治疗方法是目前公认的最佳方法。一种指导个体化营养治疗的方法是对不同的促恶病质机制和病因进行评估和"排序"，如饮食摄入、细胞因子、内分泌缺陷（如胰岛素抵抗或性腺功能减退症）、肿瘤合并症、药物治疗、心理社会因素或症状（如疼痛、抑郁）等因素。多模式干预包括两种或两种以上旨在改善具体结果的模式，如营养疗法、运动疗法、药物及心理治疗等。其中，运动疗法也是肿瘤恶病质多模式治疗中的重要组成部分。有充分的文献证明，适量的有氧和抗阻运动可以减少肿瘤恶病质患者的炎症指标，提高机体免疫力，增加蛋白质合成，改善癌症相关的疲劳。无论是否患有恶病质，运动计划都可以改善患者的生活质量。一项研究表明，锻炼计划（12周：每次锻炼包括2～3组训练，重复8～15次，最多7次/周）对头颈部肿瘤恶病质患者有明显的益处，随着瘦体重增加4.2%，患者的肌肉力量和生活质量都得到了提高。一项系统综述也报告了运动对乳腺癌幸存者的有益影响。关于运动训练的抗炎作用机制，可能与促炎细胞因子（如TNF-α）减少和抗炎细胞因子IL-10增加有关。

肿瘤恶病质的运动疗法应以增加瘦体重和功能活动、减少静息能量消耗和改善疲劳为目标。运动干预强度和时间应该根据患者的身体状况循序渐进并及时调整，以达到有氧和（或）阻力训练的最佳生理适应。抗阻运动后可适量（15～20g左右）补充优质蛋白质（如高纯度乳清蛋白粉、蛋奶、瘦肉、大豆制品等），以利于肌肉蛋白质合成。

（四）结论

综上，肿瘤恶病质是一种复杂的多因素综合征，建议采用营养支持、营养代谢和免疫调节治疗等多种模式联合的治疗方法。目前，对恶病质潜在机制的了解仍然很粗浅，营养支持仍是肿瘤恶病质的主要干预手段，营养代谢和免疫调节治疗虽然处于研究初级阶段，但是一种有前途的干预方法，需要大家一起努力探索。

对待肿瘤恶病质重在预防，更多的研究应致力于寻找肿瘤恶病质的新标志物，如易于测量的早期和特定的肌肉消耗生物标志物等，以期在恶病质早期进行营养干预，从而提高营养治疗的疗效。同时，应对肿瘤患者进行全程营养管理，对所有肿瘤恶病质高风险患者进行主动营养筛查和监测评估，发现营养风险患者尽早进行营养干预，以减少甚至逆转患者的营养不良状况，最终让患者不仅可以延长生存期，也可以获得更好的生活质量。

（方玉，北京大学肿瘤医院）

◆ 参考文献

[1] Fearon K, Strasser F, Anker SD, et al. Definition and classification of cancer cachexia: An international consensus[J]. Lancet Oncl, 2011, 12(5): 489-495.

[2] Maurizio M, Jann A, Patrick B, et al. ESPEN practical guideline: Clinical nutrition in cancer [J]. Clinical Nutrition, 2021, 40(5): 2898-2913.

[3] Arends J, Baracos V, Bertz H, et al. ESPEN expert group recommendations for action against cancer related malnutrition[J]. Clinical Nutrition, 2017, 36(5): 1187-1196.

[4] Carla M, Sarah A, Alessandro Laviano, et al. Nutrition interventions to treat low muscle mass in Cancer [J]. Journal of Cachexia, Sarcopenia and Muscle, 2020, 11(2): 366-380.

[5] Srdic D, Plestina S, Sverko-Peternac A, et al. Cancer cachexia, sarcopenia and biochemical markers in patients with advanced non-small cell lung cancer—chemotherapy toxicity and prognostic value [J]. Support Care Cancer, 2016, 24(11): 4495-4502.

[6] Vickie E. Baracos, Lisa Martin, Murray Korc. et al. Cancer-associated cachexia [J]. Nature Reviews Disease Primers, 2018, 4(17105), (2018-02-18).

[7] Mochamat, Cuhls H, Marinova M, et al.A systematic review on the role of vitamins, minerals, proteins, and other supplements for the treatment of cachexia in cancer: A European Palliative Care Research Centre cachexia project [J]. Journal of Cachexia, Sarcopenia and Muscle, 2017, 8(1): 25-39.

[8] Klement RJ, Brehm N, Sweeney RA. Ketogenic diets in medical oncology: A systematic review with focus on clinical outcomes [J]. Med Oncol, 2020, 37(2): 14.

[9] May PE, Barber A, D'Olimpio JT, et al. Reversal of cancer-related wasting

using oral supplementation with a combination of beta—hydroxy—beta—methylbutyrate, arginine, and glutamine[J]. American journal of surgery, 2002, 183(4): 471—479.

[10] Mantovani G, Maccio A, Madeddu C, et al. Randomized phase III clinical trial of five different arms of treatment in 332 patients with cancer cachexia [J]. TheOncologist, 2010, 15(2): 200—211.

[11] Cerchietti LC, Navigante AH, Peluffo GD, et al. Effects of celecoxib, medroxyprogesterone, and dietary intervention on systemic syndromes in patients with advanced lung adenocarcinoma: a pilot study [J]. Journal of Pain and Symptom Management, 2004, 27(1): 85—95.

[12] Mantovani G, Maccio A, Madeddu C, et al. A phase II study with antioxidants, both in the diet and supplemented, pharmaconutritional support, progestagen, and anti—cyclooxygenase—2 showing efficacy and safety in patients with cancer—related anorexia/cachexia and oxidative stress[J]. Cancer Epidemiology, Biomarkers&Prevention, 2006, 15(5): 1030—1034.

[13] Ambrosone CB, Zirpoli GR, Hutson AD, et al. Dietary supplement use during chemotherapy and survival outcomes of patients with breast cancer enrolled in a cooperative group clinical trial (SWOG S0221)[J]. Journal of clinical oncology: Official journal of the American Society of Clinical Oncology, 2020, 38(8): 804—814.